食品药品医疗器械检验机构
仪器设备管理及维护手册

中国食品药品检定研究院 **组织编写**

邹 健 主 编

中国健康传媒集团
中国医药科技出版社

图书在版编目（CIP）数据

食品药品医疗器械检验机构仪器设备管理及维护手册/邹健主编 . — 北京：中国医药科技出版社，2020.3

ISBN 978 - 7 - 5214 - 1531 - 5

I.①食… II.①邹… III.①食品检验—测定仪器—管理—手册 ②药品检定—测定仪器—管理—手册 ③医疗器械—测定仪器—管理—手册 IV.①TH89 - 65 ②TH77 - 65

中国版本图书馆 CIP 数据核字（2020）第 003994 号

美术编辑　陈君杞
版式设计　张　璐

出版　**中国健康传媒集团**｜中国医药科技出版社
地址　北京市海淀区文慧园北路甲 22 号
邮编　100082
电话　发行：010 - 62227427　邮购：010 - 62236938
网址　www.cmstp.com
规格　787 × 1092mm ¹⁄₁₆
印张　11 ¾
字数　229 千字
版次　2020 年 3 月第 1 版
印次　2020 年 3 月第 1 次印刷
印刷　三河市百盛印刷有限公司
经销　全国各地新华书店
书号　ISBN 978 - 7 - 5214 - 1531 - 5
定价　**88.00 元**

获取新书信息、投稿、为图书纠错，请扫码联系我们。

编 委 会

序 言

  食品、药品、医疗器械安全关系每一个人的身体健康和生命安全，是最大的民生、最基本的公共安全，是经济问题，也是政治问题。作为食品药品医疗器械监管的技术支撑检验机构，近年来，在国家和地方各级政府的重视和支持下，实验室设施条件、仪器设备配置等硬件水平得到了长足提升。硬件条件改善后，如何系统性地完善和规范实验室质量管理，更加科学有力地履行食品药品监管技术支撑职能，是全系统面临的共同课题。

  仪器设备作为检验工作的利器，其管理和应用是实验室质量管理的重要一环。当前，食品药品医疗器械检验机构在仪器设备管理中主要遵循计量认证、实验室认可等规范，但在日常管理中普遍存在重整体管理，对于管理中的细节尚欠规范；在应用中仪器设备的维护环节缺少统一的方法，为解决上述难点，本书编写组在进行了大量调研论证，集聚系统内外专家的智慧，遵循"科学、规范、可行"的原则，结合"十三五"期间食品、药品和医疗器械国家工程建设标准的建立及实施，历时两年时间完成了《食品药品医疗器械检验机构仪器设备管理及维护手册》的编写工作。

  "十三五"时期是食品药品监管事业创新发展的重要战略机遇期，也是监管能力大建设大发展的关键时期。食品药品监管机构牢固树立以人民为中心，落实"四个最严"的要求，保障人民群众饮食用药安全。本书的出版，将是未来更好地做好食品药品检验系统仪器设备管理的抓手，也是在"十四五"来临之际，进一步加强全系统仪器设备管理，提升实验室质量管理水平的新起点。

2019 年 10 月

前　言

　　仪器设备是开展食品、药品、医疗器械检验检测的重要利器，也是实验室质量保证体系的重要组成要素，加强仪器设备管理是实现仪器设备上述功能的前提和条件。依据国家有关法律、法规的规定，为做好食品药品医疗器械检验机构仪器设备管理工作，中国食品药品检定研究院在总结自身仪器设备管理应用经验的基础上，组织编写了《食品药品医疗器械检验机构仪器设备管理及维护手册》，供各级食品药品医疗器械检验机构学习使用。

　　该书包含两大部分，第一部分为仪器设备管理指南，包括总则、术语、组织体系、管理要求、参考资料，其中仪器设备管理要求分为采购、安装验收、使用、计量、维护维修、资产和档案，包含仪器设备管理过程中的各个要素和整个生命周期，力求内容全面，适用性强。第二部分为仪器设备维护规程，结合食品药品医疗器械检验工作中使用频次较高的 60 种通用仪器设备，按照仪器设备名称的首字母顺序排列。内容包括目的、应用范围、维护内容及流程、常见故障处理、维护周期、维护内容记录等六方面内容。在编制过程中，注意区分日常维护保养与使用过程中的简单维护保养、依托厂家的全面维护保养的界限，做到三者之间不交叉、不遗漏，避免重复维护保养，确保维护保养的完整性。附录为食品、药品和医疗器械检验检测中心（院、所）建设标准中实验室主要仪器装备标准，计量分类依据国家相关规定和食品、药品、医疗器械检验检测工作实际，力求品种齐全，分类准确合理。

　　在使用本书的过程中，如发现所述有误或欠妥之处，殷切希望提出意见，以便及时改正。我们将继续联合有关单位根据仪器更新情况陆续补充和增订。

编　者

2019 年 10 月

目　录

第一部分 仪器设备管理指南

1 总则

1.1 为了规范仪器设备管理活动，提高仪器设备管理水平和使用效益，更好地为食品、药品、医疗器械、化妆品检验检测服务，更好地为标准物质研制和检验检测科学研究服务，特制定本指南。

1.2 本指南适用于食品、药品、化妆品、医疗器械检验检测机构的仪器设备管理。

1.3 仪器设备管理应逐步实现制度化、信息化、高效化、系统化、国际化，遵循归口管理、分级负责、责任到人的原则。

1.4 本指南借鉴并遵循国内及国际相关法律法规的要求。

1.5 本指南遵循实验室质量管理体系。

2 术语

2.1 仪器设备：本指南所指仪器设备是应用于检验检测、科学研究及保障日常办公所需的设备。

2.2 政府采购：本指南所指政府采购是使用财政性资金采购依法制定的集中采购目录以内的或者采用限额标准以上的仪器设备的行为。

2.3 集中采购机构：是指政府根据本级政府采购项目组织集中采购的需要而设立的采购代理机构。

2.4 供应商：是指向采购人提供仪器设备及其配件和服务的法人和其他组织或者自然人。

2.5 计量：是指实现单位统一、量值准确可靠的活动。

2.6 设计确认（Design Qualification，DQ）是确认仪器的功能和操作指标满足仪器的预定用途，以此作为选择仪器供应商的标准。

2.7 安装确认（Installation qualification，IQ）是确认收到的仪器与设计和指定的仪器相符，仪器在选定的环境中正确安装，并且该仪器在这种环境中运行和使用是合适的。

2.8 运行确认（Operational Qualification, OQ）是确认该设备在选定的环境下能够按照操作说明书中所示的功能运行的过程。每个仪器的 OQ 程度取决于其预定的用途。

2.9 性能确认（Performance Qualification, PQ）是确认仪器在常规使用条件下的性能自始至终与说明书一致的过程，包括性能检查 – 预防性维护和修理 – 建立运行/校准/维护/变更控制的操作规范。

2.10 检定：查明和确认测量仪器是否符合法定要求的活动，它包括检查、加标记和（或）出具检定证书。

2.11 校准：在规定条件下的一组操作，第一步是确定由测量标准提供的量值与相应示值之间的关系，第二步是用此信息确定由示值获得测量结果的关系，这里测量标准提供的量值与相应示值都具有测量不确定度。

注：校准可以用文字说明、校准函数、校准图、校准曲线或校准表格的形式下，某些情况下，可以包含示值的具有测量不确定度的修正值或修正因子。

校准不应与测量系统的调整（常被错误称为"自校准"）相混淆，也不应与校准的验证相混淆。

通常，只把上述定义中的第一步认为是校准。

2.12 计量确认：为确保测量仪器设备处于满足预期使用要求的状态所需要的一组操作。

注：计量确认通常包括校准和验证、各种必要的调整或维修及随后的再校准、与设备预期使用的计量要求相比较以及所要求的封印和标签。

只有测量设备已被证实适合于预期使用并形成文件，计量确认才算完成。

预期使用要求包括：测量范围、分辨力、最大允许误差等。

计量要求通常与产品要求不同，并不在产品要求中规定。

2.13 期间核查：根据规定程序，为了确定计量标准、标准物质或其他测量仪器设备是否保持其原有状态而进行的操作。

2.14 固定资产：单价在规定标准以上、使用期限在一年以上（含一年）并且在使用过程中基本保持原有的物质形态的资产。

2.15 资产管理：本书所指资产管理是对购置的仪器设备登记入账、建立资产卡片、发放统一标识及领用发出、处置等各个环节的实物管理。

2.16 内部转移：是指在用状态下的仪器设备，在本检验检测机构内由一个部门划拨到另一个部门的行为。

2.17 报废：是指按有关规定或经有关部门、专家鉴定对已不能继续使用或无修复价值的仪器设备，进行产权注销的资产处置行为。

3 组织体系

3.1 食品药品医疗器械检验检测机构应具有完整的仪器设备管理组织体系，体系中各部门（人员）应遵守和执行国家的有关方针、政策、法规和制度，明确其职责、权利和相互关系。组织管理体系包括院（所）级（检验检测机构最高管理层）、仪器设备管理部门（人员）、仪器设备使用部门。

3.2 院（所）级（检验检测机构最高管理层）负责仪器设备管理重大决策、事项的审批，应明确分管仪器设备管理工作的最高管理层领导，协调各有关部门之间的关系。各机构根据具体情况可酌情组建仪器设备技术评审机构（审核委员会、专家组、评审专家库等）。

3.3 仪器设备管理部门（人员）是检验检测机构仪器设备管理归口部门，全面负责仪器设备管理工作。其职责如下：

a. 组织制定和修订仪器设备管理相关制度及标准操作规程（SOP），经审批后组织实施；

b. 收集国内及国际上有关仪器设备的信息和动态，组织相关部门制定仪器设备发展规划并提出优化装备的建议；组织拟定仪器设备的购置、维护维修和量值溯源方案（计量计划）；

c. 按规定对仪器设备的申购进行审批；

d. 负责组织和实施仪器设备计量管理工作；

e. 负责组织和实施仪器设备的调剂调拨、处置等管理工作；

f. 负责组织和实施与仪器设备有关的培训工作。

3.4 仪器设备使用部门负责仪器设备的日常管理，其职责如下：

a. 提出本部门的采购和维护保养和量值溯源方案（计量计划），并按计划实施；

b. 按检验检测机构的管理要求统筹安排与仪器设备有关的经费使用、人员培训等工作；

c. 提供并保持仪器设备安装、运行所需的环境条件，保持仪器设备性能良好、安全和正常地使用；

d. 部门负责人为本部门仪器设备管理第一责任人，全面负责本部门仪器设备的管理工作；

e. 应设一名仪器设备管理员，协助仪器设备管理部门（人员）做好本部门仪器设备管理工作；

f. 每台仪器设备应指定唯一的使用管理责任人。

4 管理要求

仪器设备管理工作包括采购管理、安装验收管理、资产管理、使用管理、计量管理、期间核查管理、维护维修管理、处置管理和档案管理。

4.1 采购管理

4.1.1 采购行为应遵循公开、公平、公正、效益、诚信以及维护公共利益的原则。

4.1.2 采购应当由各检验检测机构仪器设备管理部门（人员）或其委托采购代理机构实施。

4.1.3 仪器设备采购应实行计划采购，结合年度预算制定本年度仪器设备采购计划，经论证审核批准后由仪器设备管理部门（人员）组织实施。

4.1.4 除计划采购外，同时建立和保留应急申购审批通道，保证急需仪器设备的及时装备。

4.1.5 政府采购

4.1.5.1 政府采购应按《中华人民共和国政府采购法》等相关法律法规要求实施。

4.1.5.2 政府采购实行集中采购和分散采购相结合。

4.1.5.3 集中采购的范围由省级以上人民政府公布的集中采购目录确定。属于中央预算的政府采购项目，其集中采购目录由国务院确定并公布；属于地方预算的政府采购项目，其集中采购目录由省、自治区、直辖市人民政府或者其授权的机构确定并公布。

4.1.5.4 纳入集中采购目录的政府采购项目，应由集中采购机构实行集中采购。

4.1.5.5 分散采购可以委托采购代理机构实施。各检验检测机构有权自行选择采购代理机构，任何单位和个人不得以任何方式指定采购代理机构。

4.1.6 各检验检测机构同时应制定内部采购管理制度规范政府采购范畴以外仪器设备采购工作。

4.1.7 仪器设备采购双方应按照平等、自愿的原则签订采购合同，采购合同应遵循《中华人民共和国合同法》要求，并采用书面的形式。

4.1.8 采购过程中形成的文件应存档。

4.2 安装验收管理

4.2.1 安装验收前，仪器设备使用部门要对仪器设备的安装环境和条件进行监测和准备，包括但不限于温湿度的控制、通风设施、供电供气设施、废气废液的处理，以及对仪器安装摆放位置、方向等；仪器设备使用部门（人员）在使用过程中应避免来自设备的交叉污染，也应避免设备使用过程中对环境造成污染。供应商要确定仪器设备对周围环境是否有危害。

4.2.2 仪器设备采购到货后，仪器设备管理部门（人员）应及时组织仪器设备供应商和使用部门安装验收。如有特殊需要，仪器管理部门（人员）应会同使用部门根据仪器设备的用途及特性制定验收方案，验收方案应体现在采购合同中。

4.2.3 安装验收应严格以采购合同为依据。

4.2.4 安装验收工作应形成安装验收报告（单），安装验收报告（单）应包括（但不限于）以下内容：

a. 包装完整、完好性；

b. 仪器设备基本信息，例如名称、型号、品牌、生产厂家、内部编号、出厂编号、功率、设备位置等；

c. 合同内容物核对，随机配件和资料等；

d. 安装测试；

e. 现场培训；

f. 验收结论等。

4.2.5 安装验收完毕，仪器设备管理部门（人员）、供应商和使用部门人员应在验收报告（单）上签字确认。

4.3 使用管理

4.3.1 验收合格的仪器设备，应明确其责任人。

4.3.2 所有纳入固定资产管理或需要计量的仪器设备应具有唯一的资产标识，推荐使用二维码在资产标识上。

4.3.3 仪器设备责任人负责该仪器设备的日常维护和状态核查确认；负责该仪器设备正常工作所需水源、气源、电源及资产安全；负责制定相应的操作规程，规范使用；监督该仪器设备的使用登记记录；负责收集该仪器设备运行资料，及时归档。

4.3.4 仪器设备严格按照规定的功能范围使用，不得超范围、超限使用。

4.3.5 每个检验检测机构应建立仪器设备分类管理规程，以确认是否需要授权使用。

4.3.6 对于应需取授权使用的仪器设备（如价值较高，操作复杂或具有危险性的设备），未经授权的人员不得操作。

4.3.7 需取得国家的有关操作证明证书方能操作的仪器设备（如高温、高压特种设备），应严格按照规定持证上岗，上岗人员应定期培训或复审。

4.3.8 仪器设备需进行使用登记管理，使用记录应按时归档。

4.3.9 仪器设备使用人员在使用前应检查设备的工作状态是否正常，必要时可以进行校准或核查，在使用过程中存在危险、危害或伤害的仪器，应有明确提示。

4.3.10 仪器设备发生故障时，应立即停止使用，并进行标识；使用部门应积极查找故障原因，并及时报修。

4.3.11 仪器设备可以降级使用，须经仪器设备管理部门（人员）或委托的相关机构进行技术鉴定，并张贴相应标识。

4.3.12 仪器设备移位后，应保障仪器移动后性能正常。

4.3.13 推荐仪器设备共享使用，应该有相应的管理要求，避免仪器使用过程中的管理真空，并建立仪器设备使用的绩效评价方案。

4.3.14 停用状态的仪器应有明确的标识。

4.4 计量管理

4.4.1 检验检测机构应对检验检测的仪器设备进行校准或核查，以证实其能够满足实验室要求和相应的标准规范，根据食品、药品和医疗器械检验检测中心（院所）建设标准中实验室主要仪器装备标准，将设备分为 A（建议必需计量）B（建议选择性计量）C（建议无需计量）三类，详见附件1、2、3。

4.4.2 仪器设备管理部门（人员）应组织仪器设备使用部门制定、上报量值溯源方案（计量年度计划），在有效期范围内开展仪器设备计量，并根据计量情况，进行仪器设备的计量结果登记。量值溯源方案一般应包括设备（设施）的准确度要求、校准参量、校准点/校准范围、校准周期、校准方式（送校或现场校准）等信息，该方案含仪器检定。

4.4.3 仪器设备使用部门应对计量结果进行确认，并粘贴状态标识。

4.4.4 新增设备和除量值溯源方案（年度计量计划）外的设备，可以通过应急的方式向仪器设备管理部门（人员）申请校准，但应在下一计量周期列入量值溯源方案（年度计量计划）。

4.4.5 对于容易产生漂移、过载、使用频繁、出具重要数据、校准周期长、工作不稳定的仪器设备，需要利用期间核查以保持设备状态的可信度时，应按照规定的程序进行期间核查，核查的时间间隔和性能参数应根据仪器种类和实际应用情况合理确定。

4.4.6 期间核查可以由仪器设备使用部门自行组织或仪器设备管理部门（人员）统一组织实施。

4.4.7 对列入国家规定的强制检定目录内的仪器设备应绘制能溯源到国家计量基准的量值传递方框图（适用时），以确保在用的测量仪器设备量值符合有关计量法规的要求。

4.4.8 非强制检定目录内的仪器设备，依据国家相应的检定规程或校准规范，溯源到国际或国家基准。

4.4.9 对无检定规程和校准规范的仪器设备，应制定相应的核查规程，也可以通过性能确认、核查、与其他实验室比对、参加能力验证等方式确认仪器设备状态。

4.5 维护维修管理

4.5.1 维护管理

4.5.1.1 仪器使用部门（人员）应严格按仪器设备的使用要求进行日常维护。

4.5.1.2 对于精密或价值较高的仪器设备，使用部门根据仪器设备性能特点和使用范围制定"仪器设备维护规程"，报仪器设备管理部门（人员）审核批准，"仪器设备维护规程"至少应包括：

a. 维护的具体内容；

b. 维护的具体步骤；

c. 维护的时间间隔。

4.5.1.3 使用部门根据"仪器设备维护规程"制定"仪器设备维护年度计划"，报仪器设备管理部门（人员）审核备案。

4.5.1.4 使用部门依据批准后的"仪器设备的维护年度计划"对仪器设备进行维护保养，并记录。

4.5.1.5 必要时，经维护后的仪器设备需要进行核查或校准，确认达到技术指标要求后方可投入使用；如无法达到技术指标要求可重新核定其级别，可降级使用，或者报废。

4.5.1.6 需仪器生产商完成的维护工作，由使用部门提出维护申请，报仪器设备管理部门（人员）审核批准后实施。

4.5.1.7 维护保养报告或记录应存档备查。

4.5.2 维修管理

4.5.2.1 由使用部门提出仪器设备的维修申请，应报仪器设备管理部门（人员）进行鉴定。

4.5.2.2 通过仪器设备管理部门（人员）鉴定的申请，报相关负责部门（人员）审批。

4.5.2.3 获批后的维修申请，由使用部门或仪器设备管理部门（人员）组织实施。维修后应确认仪器设备性能符合要求，必要时进行校准或核查。

4.5.2.4 数额较大的维修应签订维修合同。

4.5.2.5　维修报告或记录应存档备查。

4.5.2.6　对于精密或价值较高的仪器设备，推荐与生产厂商签订保修合同。

4.6　资产管理

4.6.1　仪器设备验收合格后，仪器设备管理部门（人员）应集齐相关材料（采购资料、入账手续等）后，进行固定资产登记、入账，建立固定资产管理卡片，打印固定资产标识、仪器设备领用单，连同相关资料存档。

4.6.2　仪器设备可以在检验检测机构内不同使用部门间进行内部转移，进行仪器设备及档案移交，由仪器设备管理部门（人员）进行设备资产账目调整，推荐内部编号不变。

4.6.3　仪器设备在到达使用年限或经鉴定不能再继续使用或反复维修或维修费用过高时可以申请报废；仪器设备未到使用年限，维修费用超过原值的50%，可以申请报损。

4.6.4　报废申请由仪器设备使用部门提出，根据固定资产原值，经审核批准后，将报废审批材料［固定资产卡片及实物一并交仪器设备管理部门（人员）］。

4.6.5　仪器设备管理部门（人员）应依据报废申请对该台套仪器设备进行帐、卡、物核实，并将待报废仪器设备收至报废库房。

4.6.6　报废仪器设备的处置应依据当地政府资产处置管理相关规定实施。

4.6.7　处置款项直接转账至本检验检测机构财务部门并上缴国库，同时，财务部门及固定资产管理部门（人员）分别进行固定资产销账（包括电子数据）、撤销固定资产卡片处理。

4.7　档案管理

4.7.1　仪器设备应建立相应的仪器设备档案。

4.7.2　仪器设备档案的立卷、归档、保存、管理以及资产处置后档案的移交工作可以统一由仪器设备管理部门（人员）负责，也可以分散由仪器设备使用部门负责，为确保档案取用方便，建议档案存放在仪器使用部门。

4.7.3　仪器设备安装验收合格并做固定资产登记后应及时建档。

4.7.4　仪器设备档案应有唯一的标识或编号。

4.7.5　仪器设备的立卷归档范围主要包括以下内容：

a. 采购资料，包括申购资料、审批资料、采购资料等；

b. 安装验收资料，包括安装验收手续、安装调试记录、随机资料（含电子资料）等；

c. 运行资料，包括使用记录、维护/维修记录、计量（性能验证）资料等；

d. 资产处置资料，包括内部转移、借出调拨、报废资料等；

e. 其他与仪器设备质量管理、资产管理有关的资料。

4.7.6 仪器设备档案应由统一的档案盒保存，档案盒外部应有档案的基本信息。

4.7.7 仪器设备内部转移时，调转审批手续应及时归档。

4.7.8 仪器设备报废后，档案应由仪器设备管理部门（人员）收回、并按照规定的年限保存。

4.7.9 仪器设备档案销毁按档案管理规定的要求处置。

5 参考资料

[1]《检测或者校准实验室能力认可准则》CNAS/CL01

[2]《中华人民共和国政府采购法》

[3]《中华人民共和国招标投标法》

[4]《中华人民共和国合同法》

[5]《中华人民共和国预算法》

[6]《中央级事业检验检测机构国有资产管理暂行办法》（财教［2008］495号）

[7]《中华人民共和国档案法》

[8]《中华人民共和国计量法》

[9]《通用计量术语及定义技术规范》（JJF 1001—2011）

[10]《良好实验室操作规范》（GLP）

[11]《中华人民共和国药典》（ChP）

[12]《美国药典》（USP）

[13]《仪器验证实施指南》CMAS－GLO40：2019

第二部分　仪器设备维护规程

崩解仪维护保养操作规程

一、目的

为进一步强化实验仪器设备维护保养管理工作，特此制定崩解仪维护保养操作规程，旨在保障仪器设备持续正常、平稳运行状态，提高效能。

二、应用范围

本规程适用于崩解仪的维护保养工作。

三、维护内容及流程

1. 清洁仪器：定期对仪器进行系统化清洁。关闭设备总电源，用干抹布擦拭特别是凹角部位灰尘、污渍。

2. 检查水位：保持水浴槽内部水位恒定在红色标线位置，禁止无水情况下开机加热。

3. 检查箱体温度：定期用标准温度计检测水浴槽内水温，当检测值与仪器显示差值不符合实验要求时，进行仪器温度校准。

4. 清洗水槽：水槽要定期换水及清洗，一定要在断电情况下进行操作。

四、常见故障处理

1. 电源开启情况下，面板显示窗不亮，检查电源是否有电、插座是否接触可靠、保险管是否出现松动或损坏，发现损坏及时更换。

2. 吊篮不能启动、升降，检查升降装置是否有部位卡死，电机是否已烧坏。

3. 温度报警时，检查温度传感器是否插入槽内水面以下、水槽中水循环是否正常。

五、维护周期

1. 清洁仪器　　　　　　　　　每月一次
2. 检查水位　　　　　　　　　每月一次
3. 检查箱体温度　　　　　　　每月一次
4. 清洗水槽　　　　　　　　　半年一次

六、维护内容记录

本规程制定的维护周期，使用者可根据设备所处环境及使用频率进行适当调整。操作人员按此规程内容对仪器设备做好维护保养工作，并做好维护记录，记录格式见下表。

崩解仪维护保养操作记录表

使用部门：　　　　　　　　　设备编号：　　　　　　　第　页　共　页

项目 日期	清洁仪器 【每月一次】	检查水位 【每月一次】	检查箱体温度 【每月一次】	清洗水槽 【半年一次】	备注及其他	维保人

注：①请及时做好维护记录存入仪器设备档案妥善保管。

②维护周期可以根据仪器设备使用情况进行适当调整。

超声波细胞破碎仪维护保养操作规程

一、目的

为进一步强化实验仪器设备维护保养管理工作，特此制定超声波细胞破碎仪维护保养操作规程，旨在保障仪器设备持续正常、平稳运行状态，提高效能。

二、应用范围

本规程适用于超声波细胞破碎仪的维护保养工作。

三、维护内容及流程

1. 清洁仪器：对仪器进行系统化清洁。用干抹布擦拭机体特别是凹角部位灰尘、污渍。

2. 清洁探头：首先将探头卸下，用干抹布蘸少许酒精擦拭探头直角部位、清除污渍、残渣再用去离子水洗净、晾干后重新装回。

3. 检查转动是否异响：正常破碎时刀头振动声音是否存在异响检查刀头是否松动。

四、常见故障处理

1. 如出现异响，检查刀头是否拧紧，如有松动重新拧紧加固。

2. 仪器不工作时，通常是参数设置错误或温控原件损坏，需联系厂家维修处理。

3. 超声功率不足，检查是否设定功率限定功能或变幅杆选择有误。

五、维护周期

1. 清洁仪器　　　　　　　　　每月一次

2. 清洁探头　　　　　　　　　每月一次

3. 检查转动是否异响　　　　　半年一次

六、维护内容记录

本规程制定的维护周期，使用者可根据设备所处环境及使用频率进行适当调整。操作人员按此规程内容对仪器设备做好维护保养工作，并做好维护记录，记录格式见下表。

超声波细胞破碎仪维护保养操作记录表

使用部门：　　　　　　　　　　设备编号：　　　　　　　　　第　页 共　页

项目 日期	清洁仪器 【每月一次】	清洁探头 【每月一次】	检查转动是否异响 【半年一次】	备注及其他	维保人

注：①请及时做好维护记录存入仪器设备档案妥善保管。

　　②维护周期可以根据仪器设备使用情况进行适当调整。

超净工作台维护保养操作规程

一、目的

为进一步强化实验仪器设备维护保养管理工作，特此制定超净工作台维护保养操作规程，旨在保障仪器设备持续正常、平稳运行状态，提高效能。

二、应用范围

本规程适用于超净工作台的日常维护保养工作。

三、维护内容及流程

1. 清洁仪器：用布和清水或中性家用清洁剂将外部彻底擦拭干净。清洗设备时先切断电源，勿将水等导电液体留在电器导电部位。

2. 灯的清洁与维护：日光灯和紫外线灯表面如有污物，切断电源用酒精擦拭干净。

3. 环境周围灭菌：定期对环境周围进行无菌化处理，同时用纱布沾酒精或丙酮等有机溶剂，将紫外线杀菌灯表面擦干净，以免影响杀菌效果。

四、常见故障处理

1. 不锈钢上顽固污渍，可使用专业清洗剂处理。清除顽渍后，立即用聚氨酯或海绵沾清水进行擦洗处理。

2. 如发现日光灯和紫外线灯不亮或闪烁，先切断电源，将灯管旋转 90 度卸下，选用与原型号匹配灯管重新安装。

3. 当风速不能满足实验需求或行业标准时，应考虑更换高效空气过滤器。

五、维护周期

1. 清洁仪器　　　　　　　　　每月一次

2. 灯的清洁与维护　　　　　　每季度一次

3. 环境周围灭菌　　　　　　　每月一次

六、维护内容记录

本规程制定的维护周期，使用者可根据设备所处环境及使用频率进行适当调整。操作人员按此规程内容对仪器设备做好维护保养工作，并做好维护记录，记录格式见下表。

超净工作台维护保养操作记录表

使用部门： 设备编号： 第 页 共 页

项目 日期	清洁仪器 【每月一次】	灯的清洁与维护 【每季度一次】	环境周围灭菌 【每月一次】	备注及其他	维保人

注：①请及时做好维护记录存入仪器设备档案妥善保管。

②维护周期可以根据仪器设备使用情况进行适当调整。

成像毛细管聚焦仪维护保养操作规程

一、目的

为进一步强化实验仪器设备维护保养管理工作，特此制定成像毛细管聚焦仪维护保养操作规程，旨在保障仪器设备持续正常、平稳运行状态，提高效能。

二、应用范围

本规程适用于成像毛细管聚焦仪的维护保养工作。

三、维护内容及流程

1. 清洁仪器：定期对仪器进行全面系统化清洁，关掉设备总电源，用干抹布擦拭机体特别是凹角部位的灰尘、污渍。

2. 液流路径维护：定期检查所有液流连接，确保无泄漏现象。

3. 清洁空气过滤器：可使用吸尘器、纯水清洁过滤器，确保冷凝器通风顺畅。

4. 清洁透镜：如有尘埃或微粒附着在透镜表面，用压缩空气或氮气轻轻吹去。

四、常见故障处理

1. 传输时间未达最优，分离列可能并未完全注满聚焦样品，检测运行，修改合适的操作时间。

2. 使用及维护过程中发现电解液污染时，需要更换新的阳极液和阴极电解液。

3. 紫外灯光不稳定，首先核对该耗材使用是否接近预期使用寿命，如需更换，需由专业人员进行操作。

五、维护周期

1. 清洁仪器　　　　　　　　每月一次

2. 液流路径维护　　　　　　每月一次

3. 清洁空气过滤器　　　　　半年一次

4. 清洁透镜　　　　　　　　每月一次

六、维护内容记录

本规程制定的维护周期，使用者可根据设备所处环境及使用频率进行适当调整。工作人员按此规程内容对仪器设备做好维护保养工作，并做好维护记录，记录格式见附表。

成像毛细管聚焦仪维护保养操作记录

使用部门： 设备编号： 第 页 共 页

项目 日期	清洁仪器 【每月一次】	液流路径维护 【每月一次】	清洁空气过滤器 【半年一次】	清洁透镜 【每月一次】	备注及其他	维保人

注：①请及时做好维护记录存入仪器设备档案妥善保管。

②维护周期可以根据仪器设备使用情况进行适当调整。

超声波清洗器维护保养操作规程

一、目的

为进一步强化实验仪器设备维护保养管理工作，特此制定超声波清洗器维护保养操作规程，旨在保障仪器设备持续正常、平稳运行状态，提高效能。

二、应用范围

本规程适用于超声波清洗器的维护保养工作。

三、维护内容及流程

1. 清洁仪器：定期对仪器进行全面系统化清洁。清洁前关掉总电源，用干抹布擦拭机体特别是凹角部位的灰尘、污渍。

2. 清洁排水管与注水管（如有）：如排水管堵塞，加水管引流后将水排净，可加入除垢剂清理排水管。清理后关闭排水口，放入至少2/3蒸馏水或去离子水，防止结垢。

3. 检查振子是否工作：振子均以对称方式分布在仪器底部，如遇不产生气泡振子，请检查超声功率是否全开并联系厂家维修处理。

四、常见故障处理

1. 出现漏液现象时，检查排水阀门是否拧紧，如有松动重新拧紧加固。

2. 如遇振子不工作，通常是参数设置错误、缺水或振子已损坏，按照功率全开、加水至3/4、更换流程进行处理。

五、维护周期

1. 清洁仪器	每月一次
2. 清洁排水管与注水管（如有）	每季度一次
3. 检查振子是否工作	每月一次

六、维护内容记录

本规程制定的维护周期，使用者可根据设备所处环境及使用频率进行适当调整。操作人员按此规程内容对仪器设备做好维护保养工作，并做好维护记录，记录格式见下表。

超声波清洗器维护保养操作记录表

使用部门：　　　　　　　　　　　设备编号：　　　　　　　　　第　页 共　页

项目 日期	清洁仪器 【每月一次】	清洁排水管与注水管（如有） 【每季度一次】	检查振子是否工作 【每月一次】	备注及其他	维保人

注：①请及时做好维护记录存入仪器设备档案妥善保管。

②维护周期可以根据仪器设备使用情况进行适当调整。

测汞仪维护保养操作规程

一、目的

为进一步强化实验仪器设备维护保养管理工作，特此制定测汞仪维护保养操作规程，旨在保障仪器设备持续正常、平稳运行状态，提高效能。

二、应用范围

本规程适用于测汞仪的维护保养工作。

三、维护内容及流程

1. 机体清洁：定期对仪器进行全面系统化清洁。关掉设备总电源，用干抹布擦拭机体特别是凹角部位灰尘、污渍。

2. 检查样品舟：定期检查样品舟有无磨损或变形，底面是否光滑平整。特别注意自动进样器不能够加载变形、破损的样品舟，如发现样品舟损坏及时维修或更换处理。

四、常见故障处理

1. 金汞齐不能达到预期温度，提高温度值、检查金汞齐模块供电是否正常。

2. 重复检测时精密度差，检查催化温度是否得当，延长干燥及热解时间，活化催化管。

3. 空白吸收值过高，将仪器空转几次，缩短干燥时间。检查金汞齐装填情况，必要时可重新装填金沙或更换金汞齐。

五、维护周期

1. 机体清洁   每月一次

2. 检查样品舟   每月一次

六、维护内容记录

本规程制定的维护周期，使用者可根据设备所处环境及使用频率进行适当调整。操作人员按此规程内容对仪器设备做好维护保养工作，并做好维护记录，记录格式见下表。

测汞仪维护保养操作记录表

使用部门：　　　　　　　　　　设备编号：　　　　　　　　第　页 共　页

项目 日期	清洁仪器 【每月一次】	检查样品舟 【每月一次】	备注及其他	维保人

注：①请及时做好维护记录存入仪器设备档案妥善保管。

②维护周期可以根据仪器设备使用情况进行适当调整。

万能材料试验机维护保养操作规程

一、目的

为进一步强化实验仪器设备维护保养管理工作，特此制定万能材料试验机维护保养操作规程，旨在保障仪器设备持续正常、平稳运行状态，提高效能。

二、应用范围

本规程适用于万能材料试验机的维护保养工作。

三、维护内容及流程

1. 清洁仪器，定期对仪器进行全面系统化清洁。关掉设备总电源，用干抹布擦拭箱体四周特别是凹角部位的灰尘、污渍。

2. 检查钳口，检查钳口螺母是否松动，液压材料试验机钳口经常使用易磨损、氧化皮过多容易导致小活塞损伤漏油，因此钳口处应经常清洁，保持光滑、润泽。

3. 检查链轮，定期检查链轮转动情况，如发现有松动及时将张紧轮拧紧。

4. 检查油源，查看主机和油源处是否漏油，如发现油迹及时更换密封垫或组合垫。

四、常见故障处理

1. 加荷时，油路系统漏油严重。首先检查油路系统接头处是否拧紧，如需更换垫圈，要及时更换。如发现油管破裂，及时更换强度更高的油管。

2. 被动针不能很好地停在任意位置或与主针不重合。卸下表盘玻璃，调整被动针压簧螺丝并调整指针，使之与主针重合。

3. 锤回位时快时慢，将缓冲器旋至恰当位置即可。如果缓冲器的油孔被堵塞，或缓冲阀的钢球与进口接触部分有脏物或间隙过大，清洗缓冲阀，调整钢球与阀座间隙。

4. 试验机在加载过程中机身震动明显、指针转动不平稳、不能准确读数。首先应排除试验机周围可能引起共振振源，观察机器安装基础是否牢固，检查电机是否故障。

五、维护周期

1. 清洁仪器   每月一次

2. 检查钳口   每月一次

3. 检查链轮   每月一次

4. 检查油源   半年一次

六、维护内容记录

本规程制定的维护周期，使用者可根据设备所处环境及使用频率进行适当调整。操作人员按此规程内容对仪器设备做好维护保养工作，并做好维护记录，记录格式见下表。

CMSTP

万能材料试验机维护保养操作记录表

使用部门：　　　　　　　　设备编号：　　　　　　　　第　页 共　页

项目 日期	清洁仪器 【每月一次】	检查钳口 【每月一次】	检查链轮 【每月一次】	检查油源 【半年一次】	备注及其他	维保人

注：①请及时做好维护记录存入仪器设备档案妥善保管。

②维护周期可以根据仪器设备使用情况进行适当调整。

差示扫描量热仪维护保养操作规程

一、目的

为进一步强化实验仪器设备维护保养管理工作，特此制定差示扫描量热仪维护保养操作规程，旨在保障仪器设备持续正常、平稳运行状态，提高效能。

二、应用范围

本规程适用于差示扫描量热仪的维护保养工作。

三、维护内容及流程

1. 清洁仪器，定期对仪器进行全面系统化清洁。关掉设备总电源，用干抹布擦拭机体特别是凹角部位灰尘、污渍。

2. 铂金炉盖整形，需定期核查，发现铂金炉盖变形，可用专门整形器对其整形处理。

3. 检查炉体，如发现炉体及炉盖有发黑现象，使用"清洗"功能键，炉体接触空气状态下进行炉体清洗。

4. 清洗旋转炉盖，定期对旋转炉盖按照厂家提供的说明书方式进行清洁维护。

四、常见故障处理

1. 如出现样品分解污染炉体问题：根据样品特点进行相应处理，取出铝样品皿，用"清洗"键清洗炉体。

2. 如有异物掉入炉体周边空腔内，及时联系厂家维修工程师处理。

五、维护周期

1. 清洁仪器　　　　　　　　　　每月一次

2. 铂金炉盖整形　　　　　　　　每月一次

3. 检查炉体　　　　　　　　　　每月一次

4. 清洗旋转炉盖　　　　　　　　半年一次

六、维护内容记录

本规程制定的维护周期，使用者可根据设备所处环境及使用频率进行适当调整。操作人员按此规程内容对仪器设备做好维护保养工作，并做好维护记录，记录格式见下表。

差示扫描量热仪维护保养操作记录表

使用部门：　　　　　　　　　　设备编号：　　　　　　　　　第　页　共　页

项目 日期	清洁仪器 【每月一次】	铂金炉盖整形 【每月一次】	检查炉体 【每月一次】	清洗旋转炉盖 【半年一次】	备注及其他	维保人

注：①请及时做好维护记录存入仪器设备档案妥善保管。

②维护周期可以根据仪器设备使用情况进行适当调整。

电解质分析仪维护保养操作规程

一、目的

为进一步强化实验仪器设备维护保养管理工作，特此制定电解质分析仪维护保养操作规程，旨在保障仪器设备持续正常、平稳运行状态，提高效能。

二、应用范围

本规程适用于电解质分析仪的维护保养工作。

三、维护内容及流程

1. 清洁仪器：定期对仪器进行全面系统化清洁。关掉设备总电源，用干抹布擦拭机体特别是凹角部位的灰尘、污渍。

2. 电极保养：定期对电极进行去蛋白、活化保养。氯电极容易吸附蛋白，可用仪器附带专用工具去除粘附的蛋白质，其他负离子电极只要做好日常去蛋白即可。

3. 检查泵管：如发现泵管被压扁可卸下，用手轻轻揉搓使其恢复原状，如发现老化或裂痕现象及时更换。

4. 清洁气泡检测器：定期用 10% 左右清洗液浸泡 10 分钟，再用蒸馏水清洗附着在气泡检测器上的脏物。

四、常见故障处理

1. 发现 Na 电极或 pH 电极响应慢、不稳定有偏差时，用电极活化剂活化玻璃电极。

2. 吸液不畅或气泡检测状态错误时，判断管路堵塞，可卸下仪器罩板用蒸馏水冲洗管路，见堵塞物从进样针流出管路即可。

3. 定标无法通过，多个参数不准或提示参比电极响应慢时，检查电极与电极架的触点是否接触正常，必要时用面巾纸或镜头纸对各接触点及接触片进行单方向擦拭。

4. 定标值不稳，不停闪烁时可尝试重新调整仪器罩板。

五、维护周期

1. 清洁仪器　　　　　　　　　每月一次

2. 电极保养　　　　　　　　　每月一次

3. 检查泵管　　　　　　　　　每月一次

4. 清洁气泡检测器　　　　　　每月一次

六、维护内容记录

本规程制定的维护周期，使用者可根据设备所处环境及使用频率进行适当调整。操作人员按此规程内容对仪器设备做好维护保养工作，并做好维护记录，记录格式见下表。

电解质分析仪维护保养操作记录表

使用部门：　　　　　　　　设备编号：　　　　　　　第　页 共　页

项目 日期	清洁仪器 【每月一次】	电极保养 【每月一次】	检查泵管 【每月一次】	清洁气泡检测器 【每月一次】	备注及其他	维保人

注：①请及时做好维护记录存入仪器设备档案妥善保管。

②维护周期可以根据仪器设备使用情况进行适当调整。

定氮仪维护保养操作规程

一、目的

为进一步强化实验仪器设备维护保养管理工作，特此制定定氮仪维护保养操作规程，旨在保障仪器设备持续正常、平稳运行状态，提高效能。

二、应用范围

本规程适用于定氮仪的维护保养工作。

三、维护内容及流程

1. 清洁仪器：定期对仪器进行全面系统化清洁。关掉设备总电源，用干抹布擦拭机体特别是凹角部位灰尘，污渍。

2. 检查试剂桶：首先查看如有试剂结晶堵住桶盖上的空气孔，可用温水清洗桶盖直至没有结晶残留。如发现试剂桶有裂缝、裂口及时更新。

3. 检查消化管：检查消化管边缘是否有裂纹和缺口，消化管的此类损伤会在消化管与橡皮接头处产生泄漏，会造成分析回收率的损失。

4. 检查消化管接头：如果发现消化管接头有明显磨损或与消化管接触的安全门上有明显喷溅痕迹，及时更换消化管接头。

5. 清洁碱泵：完成清洗程序后，重新在桶内注入新鲜碱液冲洗整个系统，除去残留的水和空气，取下蒸馏管并排出内容物，擦去消化管接头处残余的碱液结晶。

四、常见故障处理

1. 馏出液温度过高，请检查冷凝水龙头是否有打开。水温或水压不稳，请购置循环冷凝水机。

2. 如果蒸馏时样品不变黑，检查碱液的浓度配制及碱泵是否有堵塞。

3. 如果滴定缸溢流报错，检查样品是否含氮量过高并做液位及颜色校准。

五、维护周期

1. 清洁仪器　　　　　　　　　　每月一次

2. 检查试剂桶　　　　　　　　　每月一次

3. 检查消化管　　　　　　　　　每月一次

4. 检查消化管接头　　　　　　　每月一次

5. 清洁碱泵　　　　　　　　　　每季度一次

六、维护内容记录

本规程制定的维护周期，使用者可根据设备所处环境及使用频率进行适当调整。操作人员按此规程内容对仪器设备做好维护保养工作，并做好维护记录，记录格式见下表。

定氮仪维护保养操作记录表

使用部门： 　　　　　　　　设备编号： 　　　　　　　第　页共　页

项目 日期	清洁仪器 【每月一次】	检查试剂桶 【每月一次】	检查消化管 【每月一次】	检查消化管接头 【每月一次】	清洁碱泵 【每季度一次】	备注 及其他	维保人

注：①请及时做好维护记录存入仪器设备档案妥善保管。

②维护周期可以根据仪器设备使用情况进行适当调整。

多点接种仪维护保养操作规程

一、目的

为进一步强化实验仪器设备维护保养管理工作，特此制定多点接种仪维护保养操作规程，旨在保障仪器设备持续正常、平稳运行状态，提高效能。

二、应用范围

本规程适用于定多点接种仪维护保养工作。

三、维护内容及流程

1. 清洁仪器：定期对仪器表面进行清洁，清除表面灰尘。注意清洁时要预先关闭设备电源，用浸过75%乙醇的抹布或纸巾擦拭仪器表面。

2. 清洁工作台：定期对仪器进行全面系统的清洁，关闭设备电源，用75%乙醇擦拭机体，特别是凹槽部位可用10%的漂白粉或75%乙醇浸泡。

3. 清洗内部管路：如接种平板后有杂菌出现，可能是内部管路污染，请联系工程师。

四、常见故障处理

1. 液体吸不上，在注射器活塞旁滴上甘油，确保系统管道内无气泡。有必要时，可以多做几次预填充。

2. 接种管刺入琼脂内，确认培养基中琼脂的浓度达标，按步骤进行接种管位置验证程序，尤其注意接种管的管上红线正对前方狭槽。

3. 接种管有气泡冒出，检查清洗瓶、消毒液瓶和水瓶是否含有足够清洗液，确保管道无气泡。如有需要，进行一次或多次预填充操作，去除管道内部气泡。

4. 液体溢出到清洗台，确保接种管停留在清洗台槽横向的中央。保证接种针落在槽内的位置是在槽内最低位置后上按向上箭头。

五、维护周期

1. 清洁仪器　　　　　　　　每月一次

2. 清洁工作台　　　　　　　每月一次

3. 清洗内部管路　　　　　　每月一次

六、维护内容记录

本规程制定的维护周期，使用者可根据设备所处环境及使用频率进行适当调整。操作人员按此规程内容对仪器设备做好维护保养工作，并做好维护记录，记录格式见下表。

多点接种仪维护保养操作记录表

使用部门：　　　　　　　　　　设备编号：　　　　　　　　第　页 共　页

项目　　日期	清洁仪器【每月一次】	清洁工作台【每月一次】	清洗内部管路【每月一次】	备注及其他	维保人

注：①请及时做好维护记录存入仪器设备档案妥善保管。

②维护周期可以根据仪器设备使用情况进行适当调整。

电导率仪维护保养操作规程

一、目的

为进一步强化实验仪器设备维护保养管理工作，特此制定电导率仪维护保养操作规程，旨在保障仪器设备持续正常、平稳运行状态，提高效能。

二、应用范围

本规程适用于电导率仪的维护保养工作。

三、维护内容及流程

1. 清洁仪器：定期对仪器进行全面系统化清洁。关掉设备总电源，用干抹布擦拭机体特别是凹角部位灰尘，污渍。

2. 清洗电极：用蒸馏水清洗电极，再用不掉屑的纸巾擦干电极。

3. 清理阀门和管路（如有）：定期用蒸馏水进行清洗，一般清洗时间2分钟。

四、常见故障处理

1. 如发现电极斜率超出预期范围，先检查校准液是否过期，再重新校准。如不能排除故障建议更换电极。

2. 如遇自动温度补偿功能失效，尝试重新插拔温度接头。

五、维护周期

1. 清洁仪器　　　　　　　　每月一次

2. 清洗电极　　　　　　　　每月一次

3. 清理阀门和管路（如有）　　每月一次

六、维护内容记录

本规程制定的维护周期，使用者可根据设备所处环境及使用频率进行适当调整。操作人员按此规程内容对仪器设备做好维护保养工作，并做好维护记录，记录格式见下表。

电导率仪维护保养操作记录表

使用部门：　　　　　　　　　　　设备编号：　　　　　　　　第　　页共　　页

项目 日期	清洁仪器 【每月一次】	清洗电极 【每月一次】	清理阀门和管路（如有） 【每月一次】	备注及其他	维保人

注：①请及时做好维护记录存入仪器设备档案妥善保管。

②维护周期可以根据仪器设备使用情况进行适当调整。

电感耦合等离子体质谱仪保养操作规程

一、目的

为进一步强化实验仪器设备维护保养管理工作，特此制定电感耦合等离子体质谱仪维护保养操作规程，旨在保障仪器设备持续正常、平稳运行状态，提高效能。

二、应用范围

本规程适用于电感耦合等离子体质谱仪的维护保养工作。

三、维护内容及流程

1. 清洁仪器：定期对仪器进行全面系统化清洁。用干抹布擦拭机体特别是凹角部位的灰尘、污渍，并对仪器内两个空气过滤网进行清洗、烘干后装回。

2. 清洗进样系统：特别是经常工作在强酸碱、高盐环境时，炬管和中心管需用 1∶1 硝酸煮泡，雾化室需保持内壁不挂液，挂液后需用专业清洗剂清洗，采样锥和截取锥根据使用频率使用专业擦拭剂清洗。

3. 检查机械泵运转：定期查看机械泵油位、颜色，适当补充油量或更换泵油。机械泵运行过程中噪音过大，说明机械泵运转异常，需整体专业维护。

4. 气体管路检漏：定期用检漏液对气体管路进行检漏。

5. 循环水机及水路检查：定期更换循环水机内蒸馏水，水路过滤器一年更换一次，循环水机空气过滤网需定期清理灰尘和杂物，以免影响其制冷性能。

四、常见故障处理

1. 仪器点火不成功，检查进样系统是否安装正确，检查炬管及锥是否正常，更换氩气，必要时联系厂家进行维修处理。

2. 进样不正常，检查进样管路是否安装正确、管路是否堵塞。

3. 信号异常，先排除进样系统有无故障，必要时更换相关部件。检查各调谐参数是否异常，如无异常进行必要调试，检查峰宽是否正常，运行质量数校准，检查检测器电压是否需要提升。

五、维护周期

1. 清洁仪器	每月一次
2. 清洗进样系统	每月一次
3. 检查机械泵运转	每季度一次
4. 气体管路检漏	半年一次
5. 循环水机及水路检查	半年一次

六、维护内容记录

本规程制定的维护周期，使用者可根据设备所处环境及使用频率进行适当调整。操作人员按此规程内容对仪器设备做好维护保养工作，并做好维护记录，记录格式见下表。

电感耦合等离子体质谱仪维护保养操作记录表

使用部门：　　　　　　　　　　设备编号：　　　　　　　　第　页 共　页

项目\日期	清洁仪器【每月一次】	清洗进样系统【每月一次】	检查机械泵运转【每季度一次】	气体管路检漏【半年一次】	循环水机及水路检查【半年一次】	备注及其他	维保人

注：①请及时做好维护记录存入仪器设备档案妥善保管。

②维护周期可以根据仪器设备使用情况进行适当调整。

电感耦合等离子体光谱仪保养操作规程

一、目的

为进一步强化实验仪器设备维护保养管理工作，特此制定电感耦合等离子体光谱仪维护保养操作规程，旨在保障仪器设备持续正常、平稳运行状态，提高效能。

二、应用范围

本规程适用于感耦合等离子体光谱仪的维护保养工作。

三、维护内容及流程

1. 清洁仪器：定期对仪器进行全面系统化清洁。关掉设备总电源，用干抹布擦拭机体特别是凹角部位的灰尘、污渍，也可以用低压氩气或氮气表面吹扫。

2. 清洗进样系统：特别是经常工作在强酸碱、高盐环境，炬管和中心管需用 1∶1 硝酸煮泡，雾化室需保持内壁不挂液，挂液后需专业清洗剂清洗，定期更换进样管路。

3. 检查石英窗：查看光室石英窗是否污染，可用无水乙醇棉球擦洗镜片。

4. 循环水机及水路检查：定期更换循环水机内蒸馏水，水路上过滤器中圆筒过滤网可以超声清洗，仪器内水管及接头易老化需两年更换一次，循环水机空气过滤网需定期清理灰尘和杂物，以免影响其制冷性能。

5. 气体管路检漏：定期对气体管路进行检漏，仪器内气管及接头由于老化需要两年更换一次。

四、常见故障处理

1. 仪器点火不成功，检查进样系统是否安装正确、点火头是否正常、气压和循环水是否设置正常，必要时联系厂家售后。

2. 进样不正常，检查进样管路是否安装正确、管路是否堵塞。

3. 信号异常，先排除进样系统是否故障，必要时更换相关部件，检查波长偏差值 XY 是否允许误差范围之内，必要时进行调整，检查谱图是否正常。

五、维护周期

1. 清洁仪器	每月一次
2. 清洗进样系统	每月一次
3. 检查石英窗	每季度一次
4. 循环水机及水路检查	半年一次
5. 气体管路检漏	每年一次

六、维护内容记录

本规程制定的维护周期，使用者可根据设备所处环境及使用频率进行适当调整。操作人员按此规程内容对仪器设备做好维护保养工作，并做好维护记录，记录格式见下表。

电感耦合等离子体光谱仪维护保养操作记录表

使用部门：　　　　　　　　设备编号：　　　　　　　　第　页 共　页

项目＼日期	清洁仪器【每月一次】	清洗进样系统【每月一次】	检查石英窗【每季度一次】	循环水机及水路检查【半年一次】	气体管路检漏【每年一次】	备注及其他	维保人

注：①请及时做好维护记录存入仪器设备档案妥善保管。

②维护周期可以根据仪器设备使用情况进行适当调整。

粉末 – X 射线衍射仪维护保养操作规程

一、目的

为进一步强化实验仪器设备维护保养管理工作，特此制定粉末 – X 射线衍射仪维护保养操作规程，旨在保障仪器设备持续正常、平稳运行状态，提高效能。

二、应用范围

本规程适用于粉末 – X 射线衍射仪的维护保养工作。

三、维护内容及流程

1. 清洁仪器：定期对仪器进行全面系统化清洁。关掉设备总电源，用干抹布擦拭机体特别是凹角部位的灰尘、污渍。

2. 检查转动是否异响：定期查看高压及测角仪运行状况。如果设备运行过程中噪音过大，根据机器自动修复程序，空机运转几分钟即可。

3. 检查冷却水：定期检查冷却水水质、水位，如无特殊情况，可按既定周期更换。

4. 自动零点调整：由专业人员按照厂家提供的仪器使用说明书操作处理。

四、常见故障处理

1. 如有漏液现象，检查水路及阀门是否拧紧，应将管路拆下重新按说明书进行安装。

2. 如发现按键不灵敏，通常是手柄损坏所致，需要及时更换。

3. 使用时发现精确度和准确度异常，请与厂家维修人员联系。

五、维护周期

1. 清洁仪器　　　　　　　　　　每月一次

2. 检查转动是否异响　　　　　　每月一次

3. 检查冷却水　　　　　　　　　半年一次

4. 自动零点调整　　　　　　　　半年一次

六、维护内容记录

本规程制定的维护周期，使用者可根据设备所处环境及使用频率进行适当调整。工作人员按此规程内容对仪器设备做好维护保养工作，并做好维护记录，记录格式见附表。

粉末－X射线衍射仪维护保养操作记录表

使用部门： 设备编号： 第 页 共 页

项目 日期	清洁仪器 【每月一次】	检查转动是否异响 【每月一次】	检查冷却水 【半年一次】	自动零点调整 【半年一次】	备注及其他	维保人

注①请及时做好维护记录存入仪器设备档案妥善保管。

②维护周期可以根据仪器设备使用情况进行适当调整。

飞行时间质谱仪维护保养操作规程

一、目的

为进一步强化实验仪器设备维护保养管理工作，特此制定飞行时间质谱仪维护保养操作规程，旨在保障仪器设备持续正常、平稳运行状态，提高效能。

二、应用范围

本规程适用于飞行时间质谱仪的维护保养工作。

三、维护内容及流程

1. 清洁仪器：定期对仪器进行清洁。关掉设备总电源，用干抹布擦拭机体表面外壳的灰尘，污渍。

2. 更换硅胶：定期查看硅胶是否已吸水变色，如发现变色现象严重及时换新硅胶。

3. 清洗样品靶板：靶板可重复使用，使用完毕后需进行清洗。将靶板放置在合适的塑料容器，先使用纯水超声清洗 15 分钟，之后放置在甲醇中超声清洗 15 分钟。若靶板表面不易清洁，可使用无尘纸擦拭清洁。此后再次分别放入甲醇及水中，超声清洁 15 分钟，最后用纯水冲洗表面，等待晾干即可。

4. 更换机械泵油：必要时由专业人员或联系维修人员按照使用说明进行操作。

四、常见故障处理

1. 若软件死机或者无响应，请考虑重新启动计算机。

2. 若关闭靶板后，长时间真空值不良，可能需要清洁或更换靶板门密封圈。请联系工程师处理。

五、维护周期

1. 清洁仪器	每月一次
2. 更换硅胶	每季度一次
3. 清洗样品靶板	每季度一次
4. 更换机械泵油	半年一次

六、维护内容记录

本规程制定的维护周期，使用者可根据设备所处环境及使用频率进行适当调整。操作人员按此规程内容对仪器设备做好维护保养工作，并做好维护记录，记录格式见下表。

飞行时间质谱仪维护保养操作记录表

使用部门：　　　　　　　　　设备编号：　　　　　　　　第　页 共　页

项目 日期	清洁仪器 【每月一次】	更换硅胶 【每季度一次】	清洗样品靶板 【每季度一次】	更换机械泵油 【半年一次】	备注及其他	维保人

注：①请及时做好维护记录存入仪器设备档案妥善保管。

　　②维护周期可以根据仪器设备使用情况进行适当调整。

高通量流式液流循环系统维护保养操作规程

一、目的

为进一步强化实验仪器设备维护保养管理工作，特此制定高通量流式液流循环系统维护保养操作规程，旨在保障仪器设备持续正常、平稳运行状态，提高效能。

二、应用范围

本规程适用于高通量流式液流循环系统的维护保养工作。

三、维护内容及流程

1. 清洁仪器：定期对仪器进行全面系统化清洁。关掉设备总电源，用干抹布擦拭机体特别是凹角部位的灰尘，污渍。

2. 管路清洗：定期使用清洗液对管路进行冲洗，管路保持干净状态。

3. 鞘液桶清洗：鞘液桶需经常清洗，可用酒精进行冲洗，再用清水反复清洗。定期进行灭菌处理，保证分选缓冲液的无菌状态。

4. 检查管路接口是否漏气：定期检测管路接口是否老化、漏气，保证液路的稳定性。

5. 检测过滤器是否堵塞：通过查看液流状态，查看过滤器是否已经堵塞，如果堵塞需要更换新的滤器。

四、常见故障处理

1. 无法正常充气，检查空压机是否正常工作，检查管道连接，检查送气针头是否堵塞。

2. 压力表指示压力不稳定，可能鞘液桶密闭性不好，更换橡胶垫。

3. 仪器出现报警，可以重新启动一次。如果重新启动后，仍旧出现相同报警，及时联系厂家工程师进行处理。

五、维护周期

1. 清洁仪器　　　　　　　　　每月一次

2. 管路清洗　　　　　　　　　每月一次

3. 鞘液桶清洗　　　　　　　　每月一次

4. 检查管路接口是否漏气　　　每季度一次

5. 检测过滤器是否堵塞　　　　每季度一次

六、维护内容记录

本规程制定的维护周期，使用者可根据设备所处环境及使用频率进行适当调整。操作人员按此规程内容对仪器设备做好维护保养工作，并做好维护记录，记录格式见下表。

高通量流式液流循环系统维护保养操作记录表

使用部门：　　　　　　　　　　设备编号：　　　　　　　　第　页 共　页

项目 日期	清洁仪器 【每月一次】	管路清洗 【每月一次】	鞘液桶清洗 【每月一次】	检查管路接口 是否漏气 【每季度一次】	检测过滤器 是否堵塞 【每季度一次】	备注及 其他	维保人

注：①请及时做好维护记录存入仪器设备档案妥善保管。

②维护周期可以根据仪器设备使用情况进行适当调整。

高压蒸汽灭菌器维护保养操作规程

一、目的

为进一步强化高压蒸汽灭菌器的日常维护保养管理，保障设备能够平稳、正常运转，提高效能，特制定本规程。

二、应用范围

本规程适用于高压蒸汽灭菌器的日常维护保养工作。

三、维护内容及流程

1. 清洁仪器：用洁净、柔软抹布轻轻擦拭，保持整洁，可延长其使用寿命。

2. 检查压力表：压力表指示不稳时首先检查密封情况，必要时更换压力表。

3. 检查橡胶密封圈：橡胶密封圈在高负荷作用下易老化、破损，如有及时申请维修。

4. 清理腔内碎片及异物：对腔内异物进行清理后将过滤网同时清理干净。

5. 检查安全阀拉柄：安全阀拉起，防止铜锈卡死或造成泄漏。

四、常见故障处理

1. 如发现灭菌腔内缺水，压力表读数为 0 时，待加热管温度下降后加入足量水后重新做灭菌处理。

2. 如发现气管被袋子堵塞，用于灭菌时应将其置于灭菌腔专用灭菌容器内。

3. 从仪器开始运行 4 小时后，灭菌腔内的温度仍无法达到设定灭菌温度。应适当减少待灭菌物，并重新开始灭菌处理。

五、维护周期

1. 清洁仪器　　　　　　　　　　每月一次

2. 检查压力表　　　　　　　　　每月一次

3. 检查橡胶密封圈　　　　　　　每月　次

4. 清理腔内碎片及异物　　　　　每月一次

5. 检查安全阀拉柄　　　　　　　每月一次

六、维护内容记录

本规程制定的维护周期，使用者可根据设备所处环境及使用频率进行适当调整。操作人员按此规程内容对仪器设备做好维护保养工作，并做好维护记录，记录格式见下表。

高压蒸汽灭菌器维护保养操作记录表

使用部门： 设备编号： 第 页 共 页

项目 日期	清洁仪器 【每月一次】	检查压力表 【每月一次】	检查橡胶密封圈 【每月一次】	清理腔内 碎片及异物 【每月一次】	检查安全 阀拉柄 【每月一次】	备注及 其他	维保人

注：①请及时做好维护记录存入仪器设备档案妥善保管。

②维护周期可以根据仪器设备使用情况进行适当调整。

高低温试验箱维护保养操作规程

一、目的

为进一步强化高低温试验箱的日常维护保养管理,保障设备能够平稳、正常运转,提高效能,特制定本规程。

二、应用范围

本规程适用于高低温试验箱的维护保养工作。

三、维护内容及流程

1. 清洁仪器:对仪器进行全面系统化清洁。操作前关闭电源,用干抹布清洁箱体、制冷机组,特别是箱体内部及加温槽(如有)凹角部位。

2. 工作室清理:定期清洁内室及门上、密封条污渍,可用柔软抹布擦干净后烘干。

3. 加湿水更换:用蒸馏水或纯净水更新加湿水箱存水,保持水质。

4. 清洁冷凝器:可使用吸尘器清洁冷凝器,保持冷凝器通风顺畅。

5. 电路检修:将所有电器接线重新拧紧一次,并查看有无老化及损坏器件。

6. 制冷系统检修:对制冷系统检查并测漏,测试制冷剂是否有泄漏,检查器件执行是否到位。

四、常见故障处理

1. 当设备超温报警时,原因可能是压缩机组制冷效率不佳,首先清洁冷凝器表面灰尘、检查冷凝风机是否转动、压缩机有无响动,是否被过热保护等。

2. 首次安装时,相序/缺相报警,可能电源相序与试验箱不符或电源相电压不平衡,将电源三相中任意两项对换,确认箱体进线电源三相间电压。

3. 缺水报警时,制冷机缺水,清洁进水进口防污筛,检查进水压力。加湿缺水,补充足够加湿用水(蒸馏水或纯净水),确认温控器是否损坏,如果损坏通知维修部门。

五、维护周期

1. 清洁仪器   每月一次
2. 工作室清理   每月一次
3. 加湿水更换   每月一次
4. 清洁冷凝器   半年一次
5. 电器检修   半年一次
6. 制冷系统检修   半年一次

六、维护内容记录

本规程制定的维护周期,使用者可根据设备所处环境及使用频率进行适当调整。操作人员按此规程内容对仪器设备做好维护保养工作,并做好维护记录,记录格式见下表。

高低温试验箱保养操作记录表

使用部门：　　　　　　　　　设备编号：　　　　　　　　　第　页　共　页

项目 日期	清洁仪器 【每月一次】	工作室清理 【每月一次】	加湿水更换 【每月一次】	清洁冷凝器 【半年一次】	电器检修 【半年一次】	制冷系统检修 【半年一次】	备注及 其他	维保人

注：①请及时做好维护记录存入仪器设备档案妥善保管。

②维护周期可以根据仪器设备使用情况进行适当调整。

高分辨质谱仪维护保养操作规程

一、目的

为进一步强化实验仪器设备维护保养管理工作，特此制定高分辨质谱仪维护保养操作规程，旨在保障仪器设备持续正常、平稳运行状态，提高效能。

二、应用范围

本规程适用于高分辨质谱仪维护保养工作。

三、维护内容及流程

1. 清洁仪器：定期对仪器进行全面系统化清洁，关掉设备总电源，用干抹布擦拭机体特别是凹角部位的灰尘、污渍，也可以适当用低压氩气或氮气进行表面吹扫。

2. 检查机械泵油：定期检查机械泵的油质、油量，通常每4000～6000小时就需要更换机械泵油。

3. 检查废液瓶：定期检查废液瓶内部废液存储情况，及时倾倒废液。

四、常见故障处理

1. 仪器在正常时间内真空读数不在正常范围，且没有下降趋势，通常原因有氮气供应不足，忘记开氮气，氮气输出压力不足，极个别情况是接错气体。

2. 校正出现问题，检查仪器抽真空时间过短或者轨道阱的温度还没有稳定。校正液由于配制时间过长，或者储存不当而导致一些问题影响校正。

五、维护周期

1. 清洁仪器   每月一次

2. 检查机械泵油   每月一次

3. 检查废液瓶   每季度一次

六、维护内容记录

本规程制定的维护周期，使用者可根据设备所处环境及使用频率进行适当调整。操作人员按此规程内容对仪器设备做好维护保养工作，并做好维护记录，记录格式见下表。

高分辨质谱仪维护保养操作记录表

使用部门：　　　　　　　　　设备编号：　　　　　　　　　第　　页 共　　页

项目 日期	清洁仪器 【每月一次】	检查机械泵油 【每月一次】	检查废液瓶 【每季度一次】	备注及其他	维保人

注：①请及时做好维护记录存入仪器设备档案妥善保管。

②维护周期可以根据仪器设备使用情况进行适当调整。

化学发光仪维护保养操作规程

一、目的

为进一步强化实验仪器设备维护保养管理工作，特此制定化学发光仪维护保养操作规程，旨在保障仪器设备持续正常、平稳运行状态，提高效能。

二、应用范围

本规程适用于化学发光仪的维护保养工作。

三、维护内容及流程

1. 清洁仪器：清洁仪器表面应该先用沾湿的清洁布擦拭，然后再用干布擦拭。在易污染区使用强清洁剂擦拭。

2. 清洁样品针：用纱布沾蒸馏水清洁样品针的针尖白头。

3. 清洁试剂针：先用纱布蘸浓度为75%乙醇擦拭针尖，然后沾蒸馏水擦拭针头。

4. 清洗进水过滤网、冷却风扇：按照仪器厂家说明书或请专业维修工程师进行操作。

5. 清洗水桶：定期检查并清理水桶内部、避免结垢或滋生细菌。

四、常见故障处理

1. 当仪器报警采样不正常时，首先要检查样本状态，是否样本太少或有凝块、纤维丝、气泡并进行相应处理，其次用纱布沾蒸馏水清洁样品针的针尖白头。

2. 装载试剂前检查试剂是否有气泡，如有则立即去除气泡，否则将导致该试剂被封，可用试剂量变为零不能被继续使用，以免影响检验结果。

3. 采样不足或试剂被屏蔽，仪器会出现报警，监测水质，水质不好及时更新。

五、维护周期

1. 清洁仪器	每月一次
2. 清洁样品针	每月一次
3. 清洁试剂针	每月一次
4. 清洗进水过滤网、冷却风扇	每季度一次
5. 清洗水桶	每季度一次

六、维护内容记录

本规程制定的维护周期，使用者可根据设备所处环境及使用频率进行适当调整。操作人员按此规程内容对仪器设备做好维护保养工作，并做好维护记录，记录格式见下表。

化学发光仪维护保养操作记录表

项目\日期	清洁仪器【每月一次】	清洁样品针【每月一次】	清洁试剂针【每月一次】	清洗进水过滤网、冷却风扇【每季度一次】	清洗水桶【每季度一次】	备注及其他	维保人

注：①请及时做好维护记录存入仪器设备档案妥善保管。

②维护周期可以根据仪器设备使用情况进行适当调整。

恒温恒湿箱维护保养操作规程

一、目的

为进一步强化实验仪器设备维护保养管理工作，特此制定恒温恒湿箱维护保养操作规程，旨在保障仪器设备持续正常、平稳运行状态，提高效能。

二、应用范围

本规程适用于恒温恒湿箱的维护保养工作。

三、维护内容及流程

1. 清洁仪器：对仪器进行全面系统化清洁，关掉设备总电源，用干抹布擦拭机体，特别是室腔内凹角部位的灰尘、污渍。

2. 清洁冷凝器网：可使用吸尘器清洁冷凝器，确保冷凝器通风顺畅。

3. 清理加湿水器/盒：操作前暂停机器，取出样品，放掉加湿器、盒中的水，然后用毛刷清理内部凹槽部位，完成后导入至少3/4的蒸馏或去离子水。

4. 检查加湿器/盒是否加湿：检查加湿水器、盒在正常通电情况下，是否有水雾溢出。

四、常见故障处理

1. 设备出现温控异常时，检查腔室内温度传感器是否被样品掩埋，清理干净即可，必要时检查循环风机是否工作。

2. 设备出现湿度控制异常时，检查加湿器/盒内水位是否达到3/4处，必要时加入蒸馏或去离子水。

3. 如遇上述措施未能解决的问题，及时联系维修人员处理。

五、维护周期

1. 清洁仪器	每月一次
2. 清洁冷凝器网	每月一次
3. 清理加湿水器/盒	每月一次
4. 检查加湿器/盒是否加湿	每月一次

六、维护内容记录

本规程制定的维护周期，使用者可根据设备所处环境及使用频率进行适当调整。操作人员按此规程内容对仪器设备做好维护保养工作，并做好维护记录，记录格式见下表。

恒温恒湿箱维护保养操作记录表

使用部门：　　　　　　　　　　设备编号：　　　　　　　　　第　页 共　页

项目\日期	清洁仪器【每月一次】	清洁冷凝器网【每月一次】	清理加湿水器/盒【每月一次】	检查加湿器/盒是否加湿【每月一次】	备注及其他	维保人

注：①请及时做好维护记录存入仪器设备档案妥善保管。

②维护周期可以根据仪器设备使用情况进行适当调整。

均质机维护保养操作规程

一、目的

为进一步强化实验仪器设备维护保养管理工作，特此制定均质机维护保养操作规程，旨在保障仪器设备持续正常、平稳运行状态，提高效能。

二、应用范围

本规程适用于均质机维护保养工作。

三、维护内容及流程

1. 清洁仪器：定期对机体表面进行清洁。清除机体灰尘，保持整洁，注意清洁时先关闭设备电源。

2. 清洁均质阀套件：根据仪器具体使用时长及频率，适当进行清洁检查产品均质效果是否均匀（根据产品数据显示）。

3. 清洁单向阀：根据仪器具体使用时长及频率，适当进行清洁。

4. 检查柱塞密封件：开机前先打开冷却水可延长使用寿命。

四、常见故障处理

1. 冷却水排出时有产品渗入，检查水封是否磨损。

2. 均质机压力不稳或均质效果不理想，检查产品是否有颗粒带入，并检查密封套件是否有磨损。

3. 运行时确保产品入料稳定地由下向上堆积，以免均质阀放空运行，导致空气压缩，造成均质阀损坏。

五、维护周期

1. 清洁仪器　　　　　　　　　　每月一次

2. 清洁均质阀套件　　　　　　　每季度一次

3. 清洁单向阀　　　　　　　　　每季度一次

4. 检查柱塞密封件　　　　　　　每季度一次

六、维护内容记录

本规程制定的维护周期，使用者可根据设备所处环境及使用频率进行适当调整。操作人员按此规程内容对仪器设备做好维护保养工作，并做好维护记录，记录格式见下表。

均质机维护保养操作记录表

使用部门：   设备编号：   第　页　共　页

项目 日期	清洁仪器 【每月一次】	清洁均质阀套件 【每季度一次】	清洁单向阀 【每季度一次】	检查柱塞密封件 【每季度一次】	备注及 其他	维保人

注：①请及时做好维护记录存入仪器设备档案妥善保管。

②维护周期可以根据仪器设备使用情况进行适当调整。

菌落计数器维护保养操作规程

一、目的

为进一步强化实验仪器设备维护保养管理工作，特此制定菌落计数器维护保养操作规程，旨在保障仪器设备持续正常、平稳运行状态，提高效能。

二、应用范围

本规程适用于菌落计数器的维护保养工作。

三、维护内容及流程

1. 清洁仪器：定期对仪器进行全面系统化清洁。关掉设备总电源，用干抹布擦拭机体特别是凹角部位的灰尘，污渍。

2. 清洁背景板：先用不滴水的湿毛巾擦拭，再用吸水纸擦干。

3. 清洁光源：首先用擦镜纸轻轻擦拭后，用压缩空气吹干净。

4. 清洁镜头：擦镜纸擦拭，可将擦镜纸折叠用中心部分擦拭，不能有纸屑残留。

四、常见故障处理

1. 在环境光线条件发生较大变化时，或者读取白色背景发现颜色不是纯白，需对仪器的白平衡设置进行调节。首先打开计数仪，让其在较为固定的环境光线下稳定15分钟以上，然后打开软件后按照说明书操作。

2. 如遇其他问题，及时联系厂家工程师进行处理。

五、维护周期

1. 清洁仪器   每月一次

2. 清洁背景板   每月一次

3. 清洁光源   每季度一次

4. 清洁镜头   每季度一次

六、维护内容记录

本规程制定的维护周期，使用者可根据设备所处环境及使用频率进行适当调整。操作人员按此规程内容对仪器设备做好维护保养工作，并做好维护记录，记录格式见下表。

菌落计数器维护保养操作记录表

使用部门：　　　　　　　　　　设备编号：　　　　　　　　第　页　共　页

项目＼日期	清洁仪器【每月一次】	清洁背景板【每月一次】	清洁光源【每季度一次】	清洁镜头【每季度一次】	备注及其他	维保人

注：①请及时做好维护记录存入仪器设备档案妥善保管。

②维护周期可以根据仪器设备使用情况进行适当调整。

空气发生器维护保养操作规程

一、目的

为进一步强化实验仪器设备维护保养管理工作，特此制定空气发生器维护保养操作规程，旨在保障仪器设备持续正常、平稳运行状态，提高效能。

二、应用范围

本规程适用于空气发生器的维护保养工作。

三、维护内容及流程

1. 清洁仪器：定期对仪器进行全面系统化清洁。关掉设备总电源，用干抹布擦拭机体特别是凹角部位的灰尘，污渍。

2. 检查硅胶：定期查看仪器净化系统中的硅胶状态，当硅胶一半变为红色时应更换新的硅胶，更换硅胶后及时检查净化管两端接口气密性，若有漏气，要及时更换密封垫圈或净化管。

3. 清洗过滤器：过滤器可用清水泡或超声波清洗，烘干后再次使用。空气进气口的过滤器使用时间久会导致进气不畅，致使空气压缩机工作时间延长，降低压缩机使用寿命。

4. 更换活性炭：仪器活性炭净化管，建议定期更换内部活性炭填料。

四、常见故障处理

1. 仪器开机时指示灯不亮：首先检查电源线路及保险是否正常，空气输入压缩机管路是否有弯折现象，若上述均无问题建议对过滤器进行清洁维护。

2. 仪器运行过程中噪音大：如判断为电磁阀异响，适当调整其上方压帽松紧度。若稳压阀异响，适当减少气流量。若为压缩机异响可能为压缩机缺油所致，需维修。

3. 仪器输出压力明显不稳定：首先调节压力按钮，若达不到效果，应对稳压阀内部用棉棒蘸少许酒精溶液进行清洗，特别是小黑垫上要清理干净。

五、维护周期

1. 清洁仪器　　　　　　　　　每月一次

2. 检查硅胶　　　　　　　　　每月一次

3. 清洗过滤器　　　　　　　　每季度一次

4. 更换活性炭　　　　　　　　每季度一次

六、维护内容记录

本规程制定的维护周期，使用者可根据设备所处环境及使用频率进行适当调整。操作人员按此规程内容对仪器设备做好维护保养工作，并做好维护记录，记录格式见下表。

空气发生器维护保养操作记录表

使用部门：　　　　　　　　　设备编号：　　　　　　　　第　页　共　页

项目 日期	清洁仪器 【每月一次】	检查硅胶 【每月一次】	清洗过滤器 【每季度一次】	更换活性炭 【每季度一次】	备注及其他	维保人

注：①请及时做好维护记录存入仪器设备档案妥善保管。

②维护周期可以根据仪器设备使用情况进行适当调整。

空压机维护保养操作规程

一、目的

为进一步强化实验仪器设备维护保养管理工作，特此制定空压机维护保养操作规程，旨在保障仪器设备持续正常、平稳运行状态，提高效能。

二、应用范围

本规程适用于空压机的维护保养工作。

三、维护内容及流程

1. 清洁仪器：清洁仪器表面应该先用沾水的湿清洁布擦拭，然后再用干的布擦拭。在易污染区使用强清洁剂擦拭。使空压机组保持清洁、无油、无污垢。

2. 清洁冷却器：定期清除表面灰尘，将风扇支架上的冷却器吹扫孔盖打开，用吹尘气枪对冷却器进行吹扫，直至散热表面灰尘吹扫干净。

3. 检查软管、电气元件：检查软管及电气元件有无老化、破裂现象，发现问题及时维修或更换。

4. 检查压缩机油位：压缩机的油位应保持在最低与最高油位之间，油少会影响机器润滑及冷却性能，打开油气分离罐上的加油口，补充适量的冷却润滑油。

5. 储气罐排污（如有）：定期打开储气罐排污阀门，排空储气罐中的废气液。

四、常见故障处理

1. 空压机无法正常开启、运行，首先检查外部电源、电压和保险丝是否正常，以上均无问题可能为仪器内部故障需进行维修处理。

2. 停机后从空气滤清器中吐油，可能进气阀中的单向阀弹簧失效或密封圈损坏，需要更换处理。

3. 空压机有异响声，首先检查气缸内是否有异物或破碎阀片，观察活塞顶部与气缸盖发生顶碰，导致活塞环过分磨损及时更换。

4. 空气中含油量高，润滑油添加频率明显增加，检查油气分离器下方回油管路或节流管是否出现堵塞、破损现象。

五、维护周期

1. 清洁仪器　　　　　　　　　　每月一次
2. 清洁冷却器　　　　　　　　　每月一次
3. 检查软管、电气元件　　　　　每季度一次
4. 检查压缩机油位　　　　　　　半年一次

5. 储气罐排污（如有） 半年一次

六、维护内容记录

本规程制定的维护周期，使用者可根据设备所处环境及使用频率进行适当调整。操作人员按此规程内容对仪器设备做好维护保养工作，并做好维护记录，记录格式见下表。

空压机维护保养操作记录表

使用部门： 设备编号： 第 页 共 页

项目 日期	清洁仪器 【每月一次】	清洁冷却器 【每月一次】	检查软管、 电气元件 【每季度一次】	检查压缩 机油位 【半年一次】	储气罐排污 【半年一次】	备注及 其他	维保人

注：①请及时做好维护记录存入仪器设备档案妥善保管。

②维护周期可以根据仪器设备使用情况进行适当调整。

拉曼光谱仪维护保养操作规程

一、目的

为进一步强化实验仪器设备维护保养管理工作，特此制定拉曼光谱仪维护保养操作规程，旨在保障仪器设备持续正常、平稳运行状态，提高效能。

二、应用范围

本规程适用于拉曼光谱仪的维护保养工作。

三、维护内容及流程

1. 清洁仪器：定期对仪器外壳清洁，用无纺布擦拭机外部灰尘，污渍。

2. 准直和校准：每次关机重新开机后、更换不同激光器及同一套激光器组件使用超过一周，建议运行一次准直和校准。

四、常见故障处理

1. 如提示没有安装滤光片或者光栅，请检查滤光片或者光栅底部磁铁是否干净，如有污染，请用无纺布擦拭干净。

2. 如果运行校准提示某一项失败，重新拔插滤光片和光栅，并清洁其底部磁铁后再做准直和校准。

3. 如果光学台中无法设置激光功率为其最高额定功率，则应考虑清洁仪器内部光路或者更换激光器。

五、维护周期

1. 清洁仪器　　　　　　　　每月一次
2. 准直和校准　　　　　　　每周一次

六、维护内容记录

本规程制定的维护周期，使用者可根据设备所处环境及使用频率进行适当调整。操作人员按此规程内容对仪器设备做好维护保养工作，并做好维护记录。

拉曼光谱仪维护保养操作记录表

使用部门：　　　　　　　　设备编号：　　　　　　　　第　页 共　页

项目 日期	清洁仪器 【每月一次】	准直和校准 【每周一次】	备注及其他	维保人

注：①请及时做好维护记录存入仪器设备档案妥善保管。

②维护周期可以根据仪器设备使用情况进行适当调整。

冷库维护保养操作规程

一、目的

为进一步强化实验仪器设备维护保养管理工作，特此制定冷库维护保养操作规程，旨在保障仪器设备持续正常、平稳运行状态，提高效能。

二、应用范围

本规程适用于冷库维护保养工作。

三、维护内容及流程

1. 检查温度：定期查看冷库温度是否正常。一般情况下，冷库温度在预设温度的±5℃内变动属正常，超出变动范围及时关注。

2. 检查压力：外置压缩机组装有低压、高压表各一个，定期检查压缩机的压力运行状况，受季节性影响较为突出，夏季因压力会受到季节影响也会有一定变化幅度。

3. 检查压缩机油面：定期查看压缩机油面，正常情况下油面位于油径的2/3处，最低油面不得低于油径的1/3。

4. 清洁冷凝器：如果冷凝器散热面长期存有灰尘，将增加冷库运行压力，影响散热效果，应及时用空气清洁。

四、常见故障处理

1. 检查过程中发现冷库压缩机振动大、内部异响严重，首先查看油面是否正常，其次检查轴承是否损坏，如有必要及时更换。

2. 压缩机显示压力偏低、制冷效果较差时，及时加氟。

3. 检查过程中蒸发器结霜现象，温度偏高，进行手动化霜1-2次。

五、维护周期

1. 检查温度   每月一次

2. 检查压力   每月一次

3. 检查压缩机油面   每季度一次

4. 清洁冷凝器   半年一次

六、维护内容记录

本规程制定的维护周期，使用者可根据设备所处环境及使用频率进行适当调整。操作人员按此规程内容对仪器设备做好维护保养工作，并做好维护记录，记录格式见下表。

冷库维护保养操作记录表

使用部门：　　　　　　　　　　设备编号：　　　　　　　　　第　　页共　　页

项目 日期	检查温度 【每月一次】	检查压力 【每月一次】	检查压缩机油面 【每季度一次】	清洁冷凝器 【半年一次】	备注及其他	维保人

注：①请及时做好维护记录存入仪器设备档案妥善保管。

②维护周期可以根据仪器设备使用情况进行适当调整。

密封性检测仪维护保养操作规程

一、目的

为进一步强化实验仪器设备维护保养管理工作,特此制定密封性检测仪维护保养操作规程,旨在保障仪器设备持续正常、平稳运行状态,提高效能。

二、应用范围

本规程适用于密封性检测仪的维护保养工作。

三、维护内容及流程

1. 清洁仪器:定期对仪器进行全面系统化清洁。关掉设备总电源,用干抹布擦拭机体特别是凹角部位灰尘,污渍。

2. 更换空压机油水分离器:定期检查空压机的油水分离器,确保输送气体的清洁。

3. 检查送气针头:送气针头容易发生堵塞,应定期检查,进行疏通维护。

四、常见故障处理

1. 无法正常充气:首先检查空压机是否正常工作,检查管道连接,检查送气针头是否堵塞。

2. 无法正常读取爆破压力,检查送气针头是否堵塞。

3. 测试包装内装有产品时,注意送气口是否堵塞。

五、维护周期

1. 清洁仪器　　　　　　　　　　　每月一次

2. 更换空压机油水分离器　　　　　每季度一次

3. 检查送气针头　　　　　　　　　每季度一次

六、维护内容记录

本规程制定的维护周期,使用者可根据设备所处环境及使用频率进行适当调整。操作人员按此规程内容对仪器设备做好维护保养工作,并做好维护记录,记录格式见下表。

密封性检测仪维护保养操作记录表

使用部门：　　　　　　　　　　设备编号：　　　　　　　　　　第　页 共　页

项目 日期	清洁仪器 【每月一次】	更换空压机油水分离器 【每季度一次】	检查送气针头 【每季度一次】	备注及其他	维保人

注：①请及时做好维护记录存入仪器设备档案妥善保管。

②维护周期可以根据仪器设备使用情况进行适当调整。

尿分析仪维护保养操作规程

一、目的

为进一步强化实验仪器设备维护保养工作，特此制定尿分析仪维护保养操作规程，旨在保障仪器设备持续正常、平稳运行状态，提高效能。

二、应用范围

本规程适用于尿分析仪的维护保养工作。

三、维护内容及流程

1. 清洁仪器：定期对仪器进行全面系统化清洁。关掉设备总电源，用干抹布擦拭机体特别是凹角部位的灰尘，污渍。

2. 清洁进样器：清洁时拆开进样器外壳，用吸耳球和包住干棉签的擦镜纸对进样器各角落的感应器进行洁净处理，同时推动杆轨道加入少许润滑油，使之能够顺利推动样本在支架池移动。

3. 清洁旋转阀：定期卸下旋转阀，用纱布蘸取少许蒸馏水或按照厂家说明书提供的方式进行洁净处理。

4. 清洁清洗杯：首先关掉主机移出清洗杯并切断连接水路系统管路，用薄纱布进行清洁，随后用蒸馏水彻底清洗后重新安装。

四、常见故障处理

1. 使用过程中发现手动操作下仪器正常，但自动方式下不吸样或检测结果偏低，检查混合室的管道是否阻塞或漏气，查找阻塞或漏气位置进行疏通及维修处理。

2. 仪器无法正常开机或启动后卡住，首先检查各端口连接是否正常，其次检查电池主板是否受潮，可用吹风筒吹干后重新安装并开机。

3. 实际操作过程中无法将数据正常传送至电脑上，在连接端口无问题情况下，重新启动电脑上的功能软件。

五、维护周期

1. 清洁仪器　　　　　　　　　　每月一次

2. 清洁进样器　　　　　　　　　每月一次

3. 清洁旋转阀　　　　　　　　　每月一次

4. 清洁清洗杯　　　　　　　　　每月一次

六、维护内容记录

本规程制定的维护周期，使用者可根据设备所处环境及使用频率进行适当调整。操作人员按此规程内容对仪器设备做好维护保养工作，并做好维护记录，记录格式见下表。

尿分析仪维护保养操作记录表

使用部门：　　　　　　　　　设备编号：　　　　　　　　第　　页　共　　页

项目 日期	清洁仪器 【每月一次】	清洁进样器 【每月一次】	清洁旋转阀 【每月一次】	清洁清洗杯 【每月一次】	备注及其他	维保人

注：①请及时做好维护记录存入仪器设备档案妥善保管。

　　②维护周期可以根据仪器设备使用情况进行适当调整。

黏度计维护保养操作规程

一、目的

为进一步强化实验仪器设备维护保养管理工作，特此制定黏度计维护保养操作规程，旨在保障仪器设备持续正常、平稳运行状态，提高效能。

二、应用范围

本规程适用于黏度计的维护保养工作。

三、维护内容及流程

1. 机体清洁：定期对仪器进行全面系统化清洁，关掉设备总电源，用干抹布擦拭机体特别是凹角部位的灰尘，污渍。

2. 清洁转子保护装置和传感器：可以用适度的有机溶剂浸泡，不要用金属切削工具或其他金属敲打，表面有严重划伤的转子会导致量测结果的偏差。

3. 检查水平位：定期查看黏度计后方水平小球是否处于正中央位置，保证粘度计水平放置没有倾斜。

四、常见故障处理

1. 如出现测量黏度值不稳定，检查测量样品周围温度变化，样品均匀性等。

2. 如转子拧不下来，应正、反拧间歇进行，不可过度用力，否则会造成转子损坏。

3. 使用中发现异常，检查仪器没能水平放置或者转子没有固定好。

五、维护周期

1. 机体清洁   每月一次

2. 清洁转子保护装置和传感器   每月一次

3. 检查水平   每月一次

六、维护内容记录

本规程制定的维护周期，使用者可根据设备所处环境及使用频率进行适当调整。操作人员按此规程内容对仪器设备做好维护保养工作，并做好维护记录，记录格式见下表。

黏度计维护保养操作记录表

使用部门：　　　　　　　　　设备编号：　　　　　　　　第　页共　页

项目 日期	清洁仪器 【每月一次】	清洁转子保护装置和传感器 【每月一次】	检查水平 【每月一次】	备注及其他	维保人

注：①请及时做好维护记录存入仪器设备档案妥善保管。

②维护周期可以根据仪器设备使用情况进行适当调整。

喷雾干燥仪维护保养操作规程

一、目的

为进一步强化实验仪器设备维护保养管理工作，特此制定喷雾干燥仪维护保养操作规程，旨在保障仪器设备持续正常、平稳运行状态，提高效能。

二、应用范围

本规程适用于喷雾干燥仪的维护保养工作。

三、维护内容及流程

1. 清洁仪器：定期对仪器进行全面系统化清洁。关掉设备总电源，用干抹布擦拭机体特别是凹角部位的灰尘，污渍。

2. 检查各安装组件：定期检查各玻璃组件是否安装紧固。

3. 检查空压机：检查空压机是否能正常工作增压。

4. 清洁不锈钢喷头：不锈钢喷头要定期检查反复冲洗。

四、常见故障处理

1. 如出现无法喷雾，检查喷头是否组装好、空压机电源是否打开、空压机管路阀门是否打开。

2. 仪器漏风或者漏样品：检查各玻璃组件是否安装到位，并固定密封。

3. 不锈钢喷头堵塞：用喷头自带通针进行疏通或者将喷头卸下来清理疏通。

五、维护周期

1. 清洁仪器	每月一次
2. 检查各安装组件	每季度一次
3. 检查空压机	每季度一次
4. 清洁不锈钢喷头	每季度一次

六、维护内容记录

本规程制定的维护周期，使用者可根据设备所处环境及使用频率进行适当调整。操作人员按此规程内容对仪器设备做好维护保养工作，并做好维护记录，记录格式见下表。

喷雾干燥仪维护保养操作记录表

使用部门：　　　　　　　　　　设备编号：　　　　　　　　　第　页 共　页

项目 日期	清洁仪器 【每月一次】	检查各安装组件 【每季度一次】	检查空压机 【每季度一次】	清洁不锈钢喷头 【每季度一次】	备注及 其他	维保人

注：①请及时做好维护记录存入仪器设备档案妥善保管。

②维护周期可以根据仪器设备使用情况进行适当调整。

气流分析仪维护保养操作规程

一、目的

为进一步强化实验仪器设备维护保养管理工作，特此制定气流分析仪维护保养操作规程，旨在保障仪器设备持续正常、平稳运行状态，提高效能。

二、应用范围

本规程适用于气流分析仪的维护保养工作。

三、维护内容及流程

1. 清洁仪器：定期对仪器进行全面系统化清洁。关掉设备总电源，用干抹布擦拭机体特别是凹角部位的灰尘，污渍。

2. 清洁管路附件：用水浸泡，干燥后用密封袋包好放入便携包。

3. 检查电池：第一次使用请先将电池充满电后再使用，定期检查电池电量，电池始终存留部分电量，置于常温、干燥环境中。

四、常见故障处理

1. 氧浓度读数错误，请检查是否有连接错误，没有请重新校准或更换氧传感器。

2. 流量、压力等读数不准，请联系厂家或者供应商重新校准。

3. 电池无法充电，请检查适配器是否正常或者更换电池。

五、维护周期

1. 清洁仪器　　　　　　　　　　每月一次

2. 清洁管路附件　　　　　　　　每月一次

3. 电池保养　　　　　　　　　　半年一次

六、维护内容记录

本规程制定的维护周期，使用者可根据设备所处环境及使用频率进行适当调整。操作人员按此规程内容对仪器设备做好维护保养工作，并做好维护记录，记录格式见下表。

气流分析仪维护保养操作记录表

使用部门：　　　　　　　　　设备编号：　　　　　　　　第　页　共　页

项目 日期	清洁仪器 【每月一次】	清洁管路附件 【每月一次】	电池保养 【半年一次】	备注及其他	维保人

注：①请及时做好维护记录存入仪器设备档案妥善保管。

②维护周期可以根据仪器设备使用情况进行适当调整。

切割式研磨仪维护保养操作规程

一、目的

为进一步强化实验仪器设备维护保养管理工作，特此制定切割式研磨仪维护保养操作规程，旨在保障仪器设备持续正常、平稳运行状态，提高效能。

二、应用范围

本规程适用于切割式研磨仪的维护保养工作。

三、维护内容及流程

1. 清洁仪器：定期对仪器进行全面系统化清洁。关掉设备总电源，用干抹布擦拭机体特别是凹角部位的灰尘，污渍。

2. 清理腔体：可以用湿布、毛刷、吸尘器配合使用，不得使用流动液体进行冲洗。

3. 清洁进样漏斗：根据使用情况定期拆下漏斗锁销，将压块取出并对漏斗彻底清洁。

4. 磨损检查：定期查看转刀刀片和切割棱磨损程度，磨损较严重应及时进行更换。

四、常见故障处理

1. 使用过程中转刀抱死，仪器自动停机，样品可能太硬、太多，请适当减小其进样尺寸和进样量。

2. 仪器运转发出异常响动，一般需更换主轴承套件，不要用流动的液体冲洗研磨腔，如水或酒精会锈蚀轴承。

3. 进样漏斗压块卡住不易推拉，可能是漏斗里有样品卡住，需拆出压块彻底清洁。

五、维护周期

1. 清洁仪器	每月一次
2. 清理腔体	每月一次
3. 清洁进样漏斗	半年一次
4. 磨损检查	半年一次

六、维护内容记录

本规程制定的维护周期，使用者可根据设备所处环境及使用频率进行适当调整。操作人员按此规程内容对仪器设备做好维护保养工作，并做0好维护记录，记录格式见下表。

切割式研磨仪维护保养操作记录表

使用部门：　　　　　　　　　　　设备编号：　　　　　　　　　第　页 共　页

项目 日期	清洁仪器 【每月一次】	清理腔体 【每月一次】	清洁进样漏斗 【半年一次】	磨损检查 【半年一次】	备注及其他	维保人

注：①请及时做好维护记录存入仪器设备档案妥善保管。

　　②维护周期可以根据仪器设备使用情况进行适当调整。

蠕动泵维护保养操作规程

一、目的

为进一步强化实验仪器设备维护保养管理工作，特此制定蠕动泵维护保养操作规程，旨在保障仪器设备持续正常、平稳运行状态，提高效能。

二、应用范围

本规程适用于蠕动泵的维护保养工作。

三、维护内容及流程

1. 清洁仪器：首先关闭仪器电源。清洁仪器表面再用蒸馏水浸润，用沾水的湿布擦拭。

2. 检查软管：用清水对软管进行清洗，如软管破损，将两端管卡螺栓松掉并将管卡拆掉，再将一端的吊圈螺栓松掉，将胶管泵抽出更换新软管，并重新安装新软管。

3. 检查硅胶管：经常检查硅胶管特别易是受挤压部位，防止胶管老化破损导致液体流入泵内损坏电机、电路。当发现硅胶管老化破损及时更换。

4. 清洁滚轮内槽：由于滚轮是滚动摩擦，需要保持滚槽内清洁，尤其要将滚轮和中心轴套擦拭干净，防止滚轮打滑。

四、常见故障处理

1. 轴承过热，检查并清洗轴承体，加润滑油并校正两轴同轴度在同一中心线上。

2. 泵不吸水，真空表显示高度真空。首先降低吸水高度，清洗或更换吸水管路或调节滚轮间隙。

3. 泵不正常振动，检查并拧紧地脚螺栓，调节出水闸阀。使之在规定范围内运转，校正泵轴与电机轴为同轴度。

4. 泵内部声音反常、不上水时，清理进水管及底阀，降低吸水高度，调节出水闸阀，使之在规定范转内运转。

五、维护周期

1. 清洁仪器　　　　　　　　　每月一次

2. 检查软管　　　　　　　　　每月一次

3. 检查硅胶管　　　　　　　　每月一次

4. 清洁滚轮内槽　　　　　　　每季度一次

六、维护内容记录

本规程制定的维护周期，使用者可根据设备所处环境及使用频率进行适当调整。操作人员按此规程内容对仪器设备做好维护保养工作，并做好维护记录，记录格式见下表。

蠕动泵维护保养操作记录表

使用部门：　　　　　　　　设备编号：　　　　　　　　　第　页 共　页

项目 日期	清洁仪器 【每月一次】	检查软管 【每月一次】	检查硅胶管 【每月一次】	清洁滚轮内槽 【每季度一次】	备注及其他	维保人

注：①请及时做好维护记录存入仪器设备档案妥善保管。

②维护周期可以根据仪器设备使用情况进行适当调整。

熔点仪维护保养操作规程

一、目的

为进一步强化实验仪器设备维护保养管理工作，特此制定熔点仪维护保养操作规程，旨在保障仪器设备持续正常、平稳运行状态，提高效能。

二、应用范围

本规程适用于熔点仪维护保养工作。

三、维护内容及流程

1. 清洁仪器：定期对机体表面进行清洁，清除表面灰尘，保持整洁。要先关闭设备电源。

2. 调换硅油（如有）：仪器长期使用过程中会使油质发生变化，需定期检查油质、换油后重新装回。

3. 清洁观察窗放大镜：定期用软布擦去附着在观察窗放大镜上的沉积物。

四、常见故障处理

1. 使用过程中毛细管发生破裂时，首先切断电源，待炉子冷却后打开上盖将断裂的毛细管取出，若破损物落入油浴管中，卸下油浴管取出清洗后重新安装。

2. 设备正常但测值异常，原因通常为使用人员使用了新换的不同批次毛细管所致，可通过标样校对反复调整。

五、维护周期

1. 清洁仪器   每月一次

2. 调换硅油（如用）   每月一次

3. 清洁观察窗放大镜   每季度一次

六、维护内容记录

本规程制定的维护周期，使用者可根据设备所处环境及使用频率进行适当调整。操作人员按此规程内容对仪器设备做好维护保养工作，并做好维护记录，记录格式见下表。

熔点仪维护保养操作记录表

使用部门：　　　　　　　　设备编号：　　　　　　　　第　　页共　　页

项目 日期	清洁仪器 【每月一次】	调换硅油 【每月一次】	清洁观察窗放大镜 【每季度一次】	备注及其他	维保人

注：①请及时做好维护记录存入仪器设备档案妥善保管。

②维护周期可以根据仪器设备使用情况进行适当调整。

热封仪维护保养操作规程

一、目的

为进一步强化实验仪器设备维护保养管理工作，特此制定热封仪维护保养操作规程，旨在保障仪器设备持续正常、平稳运行状态，提高效能。

二、应用范围

本规程适用于热封仪的维护保养工作。

三、维护内容及流程

1. 清洁仪器：定期对仪器外壳及稀释台周围进行清洁，可用水和中性洗涤剂沾湿纸巾擦拭，擦拭前关闭并拔出电源线，带好一次性手套，清洗完成后用消毒液洗手。

2. 热封夹清洁：定期对热封夹进行清洁，保证热封面的平整、光洁。

3. 更换空压机油水分离器：定期检查空压机的油水分离器，确保输送气体清洁。

4. 仪器非工作状态时关闭空压机，天气潮湿时，注意空压机排水，同时保持热封夹的平整光洁，不可用尖锐物体划伤热封面。

四、常见故障处理

1. 热封夹无法正常紧固、松开，检查空压机是否正常工作，检查管道连接，检查送气针头是否堵塞。

2. 封口不平整，检查热封夹是否有异物黏附。

五、维护周期

1. 清洁仪器　　　　　　　　　每月一次

2. 热封夹清洁　　　　　　　　每月一次

3. 更换空压机油水分离器　　　半年一次

六、维护内容记录

本规程制定的维护周期，使用者可根据设备所处环境及使用频率进行适当调整。操作人员按此规程内容对仪器设备做好维护保养工作，并做好维护记录，记录格式见下表。

热封仪维护保养操作记录表

使用部门： 设备编号： 第 页 共 页

项目 日期	清洁仪器 【每月一次】	热封夹清洁 【每月一次】	更换空压机油水分离器 【半年一次】	备注及其他	维保人

注：①请及时做好维护记录存入仪器设备档案妥善保管。

②维护周期可以根据仪器设备使用情况进行适当调整。

热重分析仪维护保养操作规程

一、目的

为进一步强化实验仪器设备维护保养管理工作，特此制定热重分析仪维护保养操作规程，旨在保障仪器设备持续正常、平稳运行状态，提高效能。

二、应用范围

本规程适用于热重分析仪的维护保养工作。

三、维护内容及流程

1. 清洁仪器：定期对仪器进行全面系统化清洁，关掉设备总电源，用干抹布擦拭机体特别是凹角部位的灰尘、污渍。

2. 清洁主机：定期用棉花蘸少许酒精溶液轻轻擦拭炉体上方盖子和气体逸出管路，擦去油污。

3. 清洁炉体内、外壁：炉体外壁容易积灰，内壁易有少许样品存留，尤其是内壁需定期打磨，彻底除去附着在上的样品分解物。

4. 更换循环水：定期用蒸馏水或去离子水更换恒温水浴循环水，同时水浴背后的滤芯根据污染情况及时更换处理。

四、常见故障处理

1. 操作过程中 TG 曲线异常波动时，首先检查仪器所在位置是否存在震动源，再检查气体过滤器是否阻塞，后者是导致曲线异常波动的主要原因，同时应根据使用情况定期检查气体过滤器。

2. 操作过程中发现 TG 测试精确度低，首先检查炉盖、排气管及天平支架是否洁净，长期测样，支架杆上慢慢附着一些样品分解的残留物是影响精度原因之一。

3. 若恒温水浴发出异常响声或循环水过滤器变色发绿，首先关闭水浴电源，检查恒温水槽中的水是否浸没水泵，必要时及时添加纯水及更换。

五、维护周期

1. 清洁仪器	每月一次
2. 清洁主机	每月一次
3. 清洁炉体内、外壁	每月一次
4. 更换循环水	每月一次

六、维护内容记录

本规程制定的维护周期，使用者可根据设备所处环境及使用频率进行适当调整。操作人员按此规程内容对仪器设备做好维护保养工作，并做好维护记录，记录格式见下表。

热重分析仪维护保养操作记录表

使用部门：　　　　　　　　　　设备编号：　　　　　　　　　第　　页 共　　页

项目 日期	清洁仪器 【每月一次】	清洁主机 【每月一次】	清洁炉体内、外壁 【每月一次】	更换循环水 【每月一次】	备注及其他	维保人

注：①请及时做好维护记录存入仪器设备档案妥善保管。

②维护周期可以根据仪器设备使用情况进行适当调整。

人工心脏瓣膜耐疲劳性能测试机维护规程

一、目的

为进一步强化实验仪器设备维护保养管理工作，特此制定人工心脏瓣膜耐疲劳性能测试机维护保养操作规程，旨在保障仪器设备持续正常、平稳运行状态，提高效能。

二、应用范围

本规程适用于人工心脏瓣膜耐疲劳性能测试机的维护保养工作。

三、维护内容

1. 清洁仪器：定期对仪器表面进行清洁擦拭，包括有机玻璃台体、水箱和控制箱。

2. 检查渗漏：对各连接封闭处进行试漏检查，发现异常停止仪器并添加生料带或更换备件。

3. 检查异响：查看电机运行状态，如撞击上下边缘时调节控制器使之在正常范围内运行，并观察瓣膜是否异常。

4. 监测压力数值：定期监测压力数值，保证其在正常范围内运行。

5. 定期检查气泡：电机下方气泡累积过多会影响设备稳定性，如发现气泡较多，应及时排放。

6. 清洁水箱：定期对仪器水箱及有机玻璃部分拆下清洗后恢复原状。

四、常见故障处理

1. 如出现漏液现象，检查接头是否松动，如果损坏及时更换。

2. 如发现电机下方漏液，可能是易损件磨损造成，将电机部件取下后联系厂家维修。

3. 发现精确度和准确度异常，并不是机器精密度不够，管路或屏幕设置是否错误。

4. 仪器如需做内部拆卸请联系专业人员处理。

五、维护周期

1. 清洁仪器　　　　　　　　每月一次

2. 检查渗漏　　　　　　　　每月一次

3. 检查异响　　　　　　　　每月一次

4. 监测压力数值　　　　　　每月一次

5. 检查气泡　　　　　　　　每月一次

6. 清洁水箱　　　　　　　　每月一次

六、维护内容记录

本规程制定的维护周期，使用者可根据设备所处环境及使用频率进行适当调整。操作人员按此规程内容对仪器设备做好维护保养工作，并做好维护记录，记录格式见附表。

人工心脏瓣膜耐疲劳性能测试机维护保养操作记录表

使用部门： 设备编号： 第 页 共 页

项目 日期	清洁仪器 【每月一次】	检查渗漏 【每月一次】	检查异响 【每月一次】	监测压力数值 【每月一次】	检查气泡 【每月一次】	清洁水箱 【每月一次】	备注及 其他	维保 人

注：①请及时做好维护记录存入仪器设备档案妥善保管。

②维护周期可以根据仪器设备使用情况进行适当调整。

人工气候箱维护保养操作规程

一、目的

为进一步强化实验仪器设备维护保养管理工作，特此制定人工气候箱维护保养操作规程，旨在保障仪器设备持续正常、平稳运行状态，提高效能。

二、应用范围

本规程适用于人工气候箱的维护保养工作。

三、维护内容及流程

1. 清洁仪器：清洁仪器外壳，清理灰尘及测试腔周边附着的油脂，用清水湿润即可，不可用酒精等溶剂。

2. 检查加湿器水量：加湿器水箱要用蒸馏水或纯净水，水量不得低于容积的1/3，加水时要注意不要溢出。不用时应切断电源，无水工作会导致加湿器烧坏。

3. 检查轴流风机：工作室正上方为轴流风机，定期检查风机运行状况，并确保风机周围通风顺畅。

四、常见故障处理

1. 如制冷效果差或不制冷且噪音较大，首先检查循环风机固定螺丝松动，冷却剂渗漏或毛细管堵塞。

2. 日光灯不亮，多数是灯脚未摆正，也有可能是电子镇流器或灯管损坏。

3. 不加热时，检查加热管、加热风机或者可控硅损坏。

4. 正常工作时听不到继电器的吸放声音，可能是光耦或继电器损坏。

五、维护周期

1. 清洁仪器　　　　　　　　　　　　每月一次

2. 检查加湿器水量　　　　　　　　　每月一次

3. 检查轴流风机　　　　　　　　　　每月一次

六、维护内容记录

本规程制定的维护周期，使用者可根据设备所处环境及使用频率进行适当调整。操作人员按此规程内容对仪器设备做好维护保养工作，并做好维护记录，记录格式见下表。

人工气候箱维护保养操作记录表

使用部门： 设备编号： 第 页 共 页

项目 日期	清洁仪器 【每月一次】	检查加湿器水量 【每月一次】	检查轴流风机 【每月一次】	备注及其他	维保人

注：①请及时做好维护记录存入仪器设备档案妥善保管。

②维护周期可以根据仪器设备使用情况进行适当调整。

生物安全柜维护保养操作规程

一、目的

为进一步强化生物安全柜的日常维护保养管理，保障设备能够平稳、正常运转，提高效能，特制定本规程。

二、应用范围

本规程适用于生物安全柜的日常维护保养工作。

三、维护内容及流程

1. 清洁仪器：定期对设备进行全面系统化清洁，关掉设备总电源，用干抹布擦拭机体特别是凹角部位的灰尘，污渍。

2. 检查面板：检查仪器面板按键是否灵活可靠。

3. 内部工作区清理：用中性洗涤剂稀释液或使用75%乙醇擦拭，表面去污处理结束后，关闭日光灯，可开启紫外灯进行紫外照射消毒。

4. 玻璃门位置检查：开启风机时注意玻璃门下拉位置（仪器左侧红线标注位置），不宜过高或过低，开启紫外灯时注意将玻璃门下拉至最底部。

5. 紫外灯及日光灯检查：打开紫外或日光灯，观察灯光是否稳定。

6. 检查面板警报灯：风机正常运行情况下，确认玻璃门下拉到正确位置时，查看仪器表盘警报灯（红色）是否亮起，是否报警，如有此情况，请联系维修人员。

四、常见故障处理

1. 紫外灯不亮，检查玻璃门是否拉到最底部（无缝隙）或是否设置了定时功能，若无效需申请更换紫外灯管。

2. 若风机运行时报警或报警灯亮起，应检查玻璃门是否在正确位置（仪器左侧红线标注位置），需调节风速。

3. 日常操作中玻璃门无法拉动，双手握住玻璃门把手头，同时下拉（注意不要单手操作，拉动时需要一定力度），如果确认无法拉动联系维修人员处理。

4. 当样品溅洒在安全柜中，处理时应做好防护措施，勿将头伸入安全柜内，应处于前视面板的后方，选择消毒剂时需要考虑消毒剂对生物安全柜的腐蚀性。

五、维护周期

1. 清洁仪器　　　　　　　　　　每月一次

2. 检查面板　　　　　　　　　　每月一次

3. 内部工作区清理　　　　　　　每月一次

4. 玻璃门位置检查　　　　　　　每月一次

5. 紫外灯及日光灯检查　　　　　　每月一次

6. 检查面板警报灯　　　　　　　　每月一次

六、维护内容记录

本规程制定的维护周期，使用者可根据设备所处环境及使用频率进行适当调整。操作人员按此规程内容对仪器设备做好维护保养工作，并做好维护记录，记录格式见下表。

生物安全柜维护保养操作记录表

使用部门：　　　　　　　　　设备编号：　　　　　　　　第　页　共　页

项目\日期	清洁仪器【每月一次】	检查面板【每月一次】	内部工作区清理【每月一次】	玻璃门位置检查【每月一次】	紫外灯及日光灯检查【每月一次】	检查面板警报灯【每月一次】	备注及其他	维保人

注：①请及时做好维护记录存入仪器设备档案妥善保管。

②维护周期可以根据仪器设备使用情况进行适当调整。

扫描电镜维护保养操作规程

一、目的

为进一步强化实验仪器设备维护保养管理工作，特此制定扫描电镜维护保养操作规程，旨在保障仪器设备持续正常、平稳运行状态，提高效能。

二、应用范围

本规程适用于扫描电镜的维护保养工作。

三、维护内容及流程

1. 清洁仪器：定期对仪器进行全面系统化清洁，关掉设备总电源，用干抹布擦拭机体特别是凹角部位的灰尘，污渍。

2. 检查循环水：定期检查循环水状况，水位低于警戒线及时添加，水质浑浊及时更换。

3. 检查机械泵及泵油：定期检查机械泵运行状态、油面及油质状况，油面低于窗口位置及时添加，如发现氧化导致油已变质，应及时更换新油。

四、常见故障处理

1. 开机后无法抽真空，机械泵正常但扩散泵不正常，判断为样品仓门橡胶密封圈被污染，用镜头纸蘸取少许酒精擦拭橡胶密封圈，然后将真空脂均匀涂在密封圈上。

2. 样品放电严重或图像飘移时，可能为样品受潮导电性差，可用真空喷涂设备将样品喷碳导电及烘干处理。

3. 显示图像有雪花点或突然变暗，调整灯丝饱和点，使其达到最亮即可。

五、维护周期

1. 清洁仪器　　　　　　　　　　每月一次
2. 检查循坏水　　　　　　　　　每季度一次
3. 检查机械泵及泵油　　　　　　半年一次

六、维护内容记录

本规程制定的维护周期，使用者可根据设备所处环境及使用频率进行适当调整。操作人员按此规程内容对仪器设备做好维护保养工作，并做好维护记录，记录格式见下表。

扫描电镜维护保养操作记录表

使用部门：　　　　　　　　　　设备编号：　　　　　　　　　　第　页 共　页

项目 日期	清洁仪器 【每月一次】	检查循环水 【每季度一次】	检查机械泵及泵油 【半年一次】	备注及其他	维保人

注：①请及时做好维护记录存入仪器设备档案妥善保管。

②维护周期可以根据仪器设备使用情况进行适当调整。

水蒸气透过率测试仪维护保养操作规程

一、目的

为进一步强化实验仪器设备维护保养管理工作，特此制定水蒸气透过率测试仪维护保养操作规程，旨在保障仪器设备持续正常、平稳运行状态，提高效能。

二、应用范围

本规程适用于水蒸气透过率测试仪的维护保养工作。

三、维护内容及流程

1. 清理仪器：用湿润的布擦拭仪器的外壳，清理灰尘及测试腔周边附着的油脂，用清水湿润即可，不可用酒精等溶剂。

2. 清洁测试腔：用干净柔软的纸或布擦去测试腔内外的油脂，避免油脂长期累积在测试腔。

3. 检查气源：确定气源压力是否充足，如有必要更换压力气源。

4. 检查冷却液：打开外壳顶部冷却液添加口盖子，确认冷却液的液位处于合适位置，不足时适量添加冷却液。

5. 校准相对湿度探头：按照校准规程操作。

四、常见故障处理

1. 如出现过量警告，停止测试，检查样品是否完整，更换新的样品，吹扫两个小时以上再次测试，如警告仍然存在，则为样品透过率超出量程。

2. 设备和电脑无法通信，检查通信器的连接，确认通信器的供电。

3. 湿度显示异常，重新校准相对湿度探头。

4. 检测数据存在偏差，使用标准膜校准设备。

五、维护周期

1. 清洁仪器　　　　　　　　　每月一次

2. 清洁测试腔　　　　　　　　每月一次

3. 检查气源　　　　　　　　　每月一次

4. 检查冷却液　　　　　　　　每月一次

5. 校准相对湿度探头　　　　　每季度一次

六、维护内容记录

本规程制定的维护周期，使用者可根据设备所处环境及使用频率进行适当调整。操作人员按此规程内容对仪器设备做好维护保养工作，并做好维护记录，记录格式见下表。

水蒸气透过率测试仪维护保养操作记录表

使用部门：　　　　　　　　　设备编号：　　　　　　　　第　页　共　页

项目　　　　日期	清洁仪器【每月一次】	清洁测试腔【每月一次】	确认气源【每月一次】	确认冷却液【每月一次】	校准相对湿度探头【每季度一次】	备注及其他	维保人

注：①请及时做好维护记录存入仪器设备档案妥善保管。
　　②维护周期可以根据仪器设备使用情况进行适当调整。

通风柜维护保养操作规程

一、目的

为进一步强化实验仪器设备维护保养管理工作，特此制定通风柜维护保养操作规程，旨在保障仪器设备持续正常、平稳运行状态，提高效能。

二、应用范围

本规程适用于通风柜的维护保养工作。

三、维护内容及流程

1. 清洁仪器：定期对仪器进行全面系统化清洁，关掉设备总电源，用干抹布擦拭机体特别是凹角部位的灰尘，污渍。

2. 内部清洁：定期用中性清洁剂对通风柜内部各部件，包括玻璃视窗、内衬板及导流板进行清洁维护。

3. 检查滑轨、平衡滑轮：定期检查滑轨、拉索和平衡滑轮有无卡滞情况，保持润滑、操作通畅。

4. 检查排气管路是否漏气：定期查看排气管路特别是排气罩与管路连接部位是否有漏气现象。

四、常见故障处理

1. 通风柜排风效率降低时，检查各个工作管路连接处是否有裂口漏风现象。

2. 当通风柜风机不工作时，首先检查线路是否故障，必要时联系厂家工程师处理。

五、维护周期

1. 清洁仪器　　　　　　　　　　每月一次

2. 内部清洁　　　　　　　　　　每季度一次

3. 检查滑轨、平衡滑轮　　　　　每季度　次

4. 检查排气管路是否漏气　　　　半年一次

六、维护内容记录

本规程制定的维护周期，使用者可根据设备所处环境及使用频率进行适当调整。操作人员按此规程内容对仪器设备做好维护保养工作，并做好维护记录，记录格式见下表。

通风柜维护保养操作记录表

使用部门：　　　　　　　　　　设备编号：　　　　　　　　　第　页　共　页

项目 日期	清洁仪器 【每月一次】	内部清洁 【每季度一次】	检查滑轨、 平衡滑轮 【每季度一次】	检查排气管路 是否漏气 【半年一次】	备注及其他	维保人

注：①请及时做好维护记录存入仪器设备档案妥善保管。

②维护周期可以根据仪器设备使用情况进行适当调整。

脱水机维护保养操作规程

一、目的

为进一步强化实验仪器设备维护保养管理工作，特此制定脱水机维护保养操作规程，旨在保障仪器设备持续正常、平稳运行状态，提高效能。

二、应用范围

本规程适用于脱水机的维护保养工作。

三、维护内容及流程

1. 清洁仪器：定期对外壁与内筒进行擦拭，防止残留液体腐蚀导致生锈。

2. 检查皮带张紧度：定期检查连接内筒与电机皮带的张紧度，及时进行调整，对于已出现破损及磨损严重及时更换。

3. 检查手刹灵活性：检查手刹的灵活与制动性，定期对其加注黄油或其他润滑油，确保整个手动制刹系统灵活性。

4. 检查排水管：是否有堵塞与排水不畅问题，并根据实际情况进行相应调整与疏通，防止因排水不畅而带来的设备故障。

四、常见故障处理

1. 脱水机振动过大，首先排查脱水物品放置不均匀、个别零件松动。其次查看基座是否垫实。

2. 轴承座发热，检查润滑是否有问题，必要时适量润滑油即可。

3. 制动装置失灵或制动时间过长，先检查制动接头螺钉是否有松动现象，其次检查胶带磨损情况，做相应处理。

4. 放水管堵塞时，检查水管里是否有杂物阻塞，清理干净即可。

五、维护周期

1. 清洁仪器　　　　　　　　　　　每月一次

2. 检查皮带张紧度　　　　　　　　每月一次

3. 检查手刹灵活性　　　　　　　　每月一次

4. 检查排水管　　　　　　　　　　每月一次

六、维护内容记录

本规程制定的维护周期，使用者可根据设备所处环境及使用频率进行适当调整。操作人员按此规程内容对仪器设备做好维护保养工作，并做好维护记录，记录格式见下表。

脱水机维护保养操作记录表

使用部门：　　　　　　　　设备编号：　　　　　　　　第　页　共　页

项目 日期	清洁仪器 【每月一次】	检查皮带张紧度 【每月一次】	检查手刹灵活性 【每月一次】	检查排水管 【每月一次】	备注及其他	维保人

注：①请及时做好维护记录存入仪器设备档案妥善保管。

②维护周期可以根据仪器设备使用情况进行适当调整。

微波消解仪维护保养操作规程

一、目的

为进一步强化实验仪器设备维护保养管理工作，特此制定微波消解仪维护保养操作规程，旨在保障仪器设备持续正常、平稳运行状态，提高效能。

二、应用范围

本规程适用于微波消解仪的维护保养工作。

三、维护内容及流程

1. 清洁仪器：定期对仪器进行全面系统化清洁，关掉设备总电源。用干抹布擦拭机体特别是凹角部位的灰尘，污渍。操作过程中避免水从通风口渗入导致内部电路和工作部件损坏。

2. 清洁炉腔：要经常清洁炉腔，可用湿布擦拭附着在炉腔上的酸雾等污染物。

3. 检查溶样杯和密封圈：溶样杯或密封圈变形会导致密封不好引发泄漏，应及时联系厂家维修处理。

四、常见故障处理

1. 使用过程中出现酸雾泄漏要立刻停机，待压力下降后将消解罐的所有部件拆下，用水彻底清洗，然后在干燥箱中干燥再使用。

2. 在正常加热时，显示数字从正向负跳动，在排除电压不稳条件下，初步判断消解罐严重泄漏导致酸雾干扰光纤监测系统，应立即停机，用湿布擦洗炉腔，用软纸擦拭光纤探头端面。

3. 在加热过程中消解炉发出异响声，主要是由于环境潮湿或酸雾腐蚀导致高压电容短路，立即切断电源对消解炉进行干燥处理，改善环境状态。

五、维护周期

1. 清洁仪器　　　　　　　　　　每月一次

2. 清洁炉腔　　　　　　　　　　每月一次

3. 检查溶样杯和密封圈　　　　　半年一次

六、维护内容记录

本规程制定的维护周期，使用者可根据设备所处环境及使用频率进行适当调整。工作人员按此规程内容对仪器设备做好维护保养工作，并做好维护记录，记录格式见附表。

微波消解仪维护保养操作记录表

使用部门：　　　　　　　　　设备编号：　　　　　　　　　第　页 共　页

项目 日期	清洁仪器 【每月一次】	清洁炉腔 【每月一次】	检查溶样杯和密封圈 【半年一次】	备注及其他	维保人

注：①请及时做好维护记录存入仪器设备档案妥善保管。

　　②维护周期可以根据仪器设备使用情况进行适当调整。

小动物活体成像仪维护保养操作规程

一、目的

为进一步强化实验仪器设备维护保养管理工作，特此制定小动物活体成像仪维护保养操作规程，旨在保障仪器设备持续正常、平稳运行状态，提高效能。

二、应用范围

本规程适用于小动物活体成像仪的维护保养工作。

三、维护内容及流程

1. 清洁仪器：定期对仪器进行全面系统化清洁，关掉设备总电源，用干燥的无纺布蘸取无水乙醇，擦拭仪器外表和观察箱，是凹角部位的灰尘，污渍。

2. 检查气体管路：注意检查各气体管路不能被压、被折，以免造成气体管路堵塞。

3. 检查清理载物台：将载物台升起，取下遮帘，检查和清理载物台下方杂物。

4. 活性炭吸收罐称重：活性炭吸收罐称重一次，如果相比初始重量增重超过上限及时更换。

四、常见故障处理

1. 每次做完实验后必须将载物台清理干净，如果有小动物的排泄物或其他血渍毛发，可用乙醇或蒸馏水擦干净。

2. 灌装异氟烷之前，确保氧气阀关闭，将气阀打开卸掉蒸发罐内余压，防止罐内压力高于大气环境，造成无法灌装或罐内液体喷出。

五、维护周期

1. 清洁仪器　　　　　　　　　　每月一次

2. 检查气体管路　　　　　　　　每月一次

3. 检查清理载物台　　　　　　　每季度一次

4. 活性炭吸收罐称重　　　　　　每季度一次

六、维护内容记录

本规程制定的维护周期，使用者可根据设备所处环境及使用频率进行适当调整。操作人员按此规程内容对仪器设备做好维护保养工作，并做好维护记录，记录格式见下表。

小动物活体成像仪维护保养操作记录表

使用部门：　　　　　　　　设备编号：　　　　　　　　第　页　共　页

项目 日期	清洁仪器 【每月一次】	检查气体管路 【每月一次】	检查清理载物台 【每季度一次】	活性炭吸收罐称重 【每季度一次】	备注及 其他	维保人

注：①请及时做好维护记录存入仪器设备档案妥善保管。

②维护周期可以根据仪器设备使用情况进行适当调整。

血液分析仪维护保养操作规程

一、目的

为进一步强化实验仪器设备维护保养管理工作，特此制定血液分析仪维护保养操作规程，旨在保障仪器设备持续正常、平稳运行状态，提高效能。

二、应用范围

本规程适用于血液分析仪的维护保养工作。

三、维护内容及流程

1. 清洁仪器：仪器表面应该先用沾水的湿清洁布擦拭，然后再用干的布擦拭。在易污染区使用强清洁剂擦拭。

2. 清洗滤网：定期检查和清洗滤网，用镊子钳除滤网的灰尘，用水冲洗滤网，如果仍不干净，需要更换一个新滤网。

3. 清洗测定池和附属池：每月或计数 1000 个样本时应检查测定池和附属池，如池中有污血或灰尘，清洗液浸泡后再用水彻底冲洗干净，晾干，否则将会影响血细胞计数。

4. 清洗检测管：定期用注射器吸取 CLEANAC.3 清洗剂插入检测管，抽出或打出清洗液，洗去检测管周围的脏物，检测孔可用 100X 的显微镜来检查是否有异物。各冲洗部件拆卸时应小心操作，防止损坏机器。

四、常见故障处理

1. 仪器在计数时受干扰，细胞计数出错，检查样品杯内部是否存有消毒棉或其他污物。

2. 仪器在操作过程中，标本不能通过微孔计数，亦不显示结果，初步断定检测器的微孔完全堵塞，不同品牌仪器应根据仪器厂家的提供的方式处理。

3. 血液分析仪发生不完全堵孔是仪器常见故障之一，可通过听仪器声音来判断，某些计数仪正常计数时，发出规律性的计数声音。而不完全堵孔时，有不规则间断声，或看波形，仪器的示波器上出现异常波形，可借此判断。

五、维护周期

1. 清洁仪器   每月一次

2. 清洗滤网   每月一次

3. 清洗测定池和附属池   每月一次

4. 清洗检测管   每季度一次

六、维护内容记录

本规程制定的维护周期，使用者可根据设备所处环境及使用频率进行适当调整。操作人员按此规程内容对仪器设备做好维护保养工作，并做好维护记录，记录格式见下表。

血液分析仪维护保养操作记录表

使用部门：　　　　　　　　　　设备编号：　　　　　　　　第　　页 共　　页

项目 日期	清洁仪器 【每月一次】	清洗滤网 【每月一次】	清洗测定池和附属池 【每月一次】	清洗检测管 【每季度一次】	备注及其他	维保人

注：①请及时做好维护记录存入仪器设备档案妥善保管。

②维护周期可以根据仪器设备使用情况进行适当调整。

旋转蒸发仪维护保养操作规程

一、目的

为进一步强化实验仪器设备维护保养管理工作，特此制定旋转蒸发仪维护保养操作规程，旨在保障仪器设备持续正常、平稳运行状态，提高效能。

二、应用范围

本规程适用于旋转蒸发仪的维护保养工作。

三、维护内容及流程

1. 清洁仪器：定期对仪器进行全面系统化清洁，关掉设备总电源，用干抹布擦拭机体特别是凹角部位的灰尘，污渍。

2. 清洁密封圈：取下密封圈检查轴上是否积有污垢，用软布擦干净，然后涂少许真空脂，重新安装并保持轴与密封圈润滑。

3. 检查各接口：定期活络接口，避免长期紧锁导致连接部位咬死。

4. 检查玻璃组件：定期检查玻璃瓶各接口是否吻合，如发现玻璃件有裂缝、损坏需做维修处理。

四、常见故障处理

1. 使用过程中出现气体泄漏现象要立刻停机，待真空下降后将蒸发瓶的所有部件拆下，彻底清洗。然后在干燥箱中干燥后使用。

2. 在正常加热时，显示数字从正向负跳动，蒸发瓶内液体发生爆沸，可能为系统压力设置太低所致，应立即停机，调整压力及温度后，重新开机检查。

3. 冷凝管内水垢过多或冷却水泵故障会影响冷凝效果，可对冷凝管进行稀盐酸冲洗或检查冷却水泵，改善低温循环通路。

五、维护周期

1. 清洁仪器　　　　　　　　每月一次
2. 清洁密封圈　　　　　　　每月一次
3. 检查各接口　　　　　　　每季度一次
4. 检查玻璃组件　　　　　　半年一次

六、维护内容记录

本规程制定的维护周期，使用者可根据设备所处环境及使用频率进行适当调整。操作人员按此规程内容对仪器设备做好维护保养工作，并做好维护记录，记录格式见下表。

旋转蒸发仪维护保养操作记录表

使用部门：　　　　　　　　　　设备编号：　　　　　　　　　　第　页 共　页

项目\日期	清洁仪器【每月一次】	清洁密封圈【每月一次】	检查各接口【每季度一次】	检查玻璃组件【半年一次】	备注及其他	维保人

注：①请及时做好维护记录存入仪器设备档案妥善保管。

②维护周期可以根据仪器设备使用情况进行适当调整。

血凝仪维护保养操作规程

一、目的

为进一步强化实验仪器设备维护保养管理工作，特此制定血凝仪维护保养操作规程，旨在保障仪器设备持续正常、平稳运行状态，提高效能。

二、应用范围

本规程适用于血凝仪的维护保养工作。

三、维护内容及流程

1. 清洁仪器：定期对仪器外壳及稀释台周围清洁，可用水和中性洗涤剂沾湿纸巾擦拭，擦拭前一定要关闭并拔出电源线，并带好一次性手套，清洗完成后用消毒液洗手。

2. 检查灯泡：发现灯泡亮度不够，应关闭电源取下灯泡内、外盖安装新灯泡。

3. 清洗稀释台：依照仪器厂家说明书操作步骤进行操作。

四、常见故障处理

1. 未出现报警现象，但所做标本结果普遍偏低时，在光源及电池未老化，样本针、试剂针未阻塞的情况下，打开仪器盖子，观察混匀马达工作时振动幅度，振幅较小，说明样本与试剂尚未混匀。

2. 出现撞针及报警现象无任何规律，仔细检查试剂针上方的传送滑轨是否有尘土，如有用纱布擦去后涂上润滑油，冲洗管路及清洗探针。

3. 取标本机械臂持续左移，到达初始位置仍未停止，并与周围机械发生碰撞，怀疑传感器被脏物污染，用棉签沾少许无水乙醇溶液擦拭传感器，在做清洗并重新开机。

五、维护周期

1. 清洁仪器　　　　　　　　　　每月一次

2. 检查灯泡　　　　　　　　　　每季度一次

3. 清洗稀释台　　　　　　　　　每季度一次

六、维护内容记录

本规程制定的维护周期，使用者可根据设备所处环境及使用频率进行适当调整。操作人员按此规程内容对仪器设备做好维护保养工作，并做好维护记录，记录格式见下表。

血凝仪维护保养操作记录表

使用部门：　　　　　　　　设备编号：　　　　　　　　第　页　共　页

项目 日期	清洁仪器 【每月一次】	检查灯泡 【每季度一次】	清洗稀释台 【每季度一次】	备注及其他	维保人

注：①请及时做好维护记录存入仪器设备档案妥善保管。

　　②维护周期可以根据仪器设备使用情况进行适当调整。

稀释仪维护保养操作规程

一、目的

为进一步强化实验仪器设备维护保养管理工作，特此制定稀释仪维护保养操作规程，旨在保障仪器设备持续正常、平稳运行状态，提高效能。

二、应用范围

本规程适用于稀释仪的维护保养工作。

三、维护内容及流程

1. 清洁仪器：定期对仪器进行全面系统化清洁，关掉设备总电源，用干抹布擦拭机体特别是凹角部位的灰尘，污渍。

2. 清洁注射器：特别是经常工作在强酸碱环境时，需用蒸馏水内外反复冲洗。

3. 检查转动是否异响：定期查看马达与上升螺纹是否匹配，如设备运行过程中噪音过大，机器有自动修复程序，尝试空机运转几分钟。

4. 清理阀门和管路：定期用蒸馏水按照设备规定的自动清洗程序进行清洗。

四、常见故障处理

1. 如出现漏液，检查注射器、管路及阀门是否拧紧，特别是管路应拆下来重新按说明书进行安装调试。

2. 如遇手柄按键不灵敏问题，通常是参数设置错误或手柄已经损坏，重设参数无效更换新的手柄。

3. 使用过程中发现仪器精确度或准确度异常情况下，查看管路有无问题或屏幕设置是否有误。

五、维护周期

1. 清洁仪器　　　　　　　　　　每月一次

2. 清洁注射器　　　　　　　　　每月一次

3. 检查转动是否异响　　　　　　每季度一次

4. 清理阀门和管路　　　　　　　半年一次

六、维护内容记录

本规程制定的维护周期，使用者可根据设备所处环境及使用频率进行适当调整。操作人员按此规程内容对仪器设备做好维护保养工作，并做好维护记录，记录格式见下表。

稀释仪维护保养操作记录表

使用部门：　　　　　　　　　设备编号：　　　　　　　　　第　页 共　页

项目 日期	清洁仪器 【每月一次】	清洁注射器 【每月一次】	检查转动是否异响 【每季度一次】	清理阀门和管路 【半年一次】	备注及其他	维保人

注：①请及时做好维护记录存入仪器设备档案妥善保管。

　　②维护周期可以根据仪器设备使用情况进行适当调整。

氙灯耐气候试验箱维护保养操作规程

一、目的

为进一步强化实验仪器设备维护保养管理工作，特此制定氙灯耐气候试验箱维护保养操作规程，旨在保障仪器设备持续正常、平稳运行状态，提高效能。

二、应用范围

本规程适用于氙灯耐气候试验箱的维护保养工作。

三、维护内容及流程

1. 清洁仪器：定期对设备进行全面系统化清洁，关掉设备总电源，用抹布擦拭机体特别是凹角部位的灰尘，污渍。

2. 检查转动是否异常：定期查看风机是否运转正常，如灯管散热风机没有运转，应立即关闭设备电源进行检修。

3. 检查氙灯是否照亮：定期观察氙灯亮度，如果氙灯不发光或亮度不够，需更换灯管或者设备报修。

四、常见故障处理

1. 使用发现异常，参照说明书进行校准。如无法校准，联系厂家维修处理。

2. 仪器如需做内部拆卸应由专业人员处理，以免因为静电导致机器内部构件损坏。

五、维护周期

1. 清洁仪器　　　　　　　　　每月一次

2. 检查转动是否异常　　　　　每月一次

3. 检查氙灯是否照亮　　　　　每月一次

六、维护内容记录

本规程制定的维护周期，使用者可根据设备所处环境及使用频率进行适当调整。操作人员按此规程内容对仪器设备做好维护保养工作，并做好维护记录，记录格式见下表。

氙灯耐气候试验箱维护保养操作记录表

使用部门： 设备编号： 第 页 共 页

日期＼项目	清洁仪器 【每月一次】	检查转动是否异常 【每月一次】	检查氙灯是否照亮 【每月一次】	备注及其他	维保人

注：①请及时做好维护记录存入仪器设备档案妥善保管。

②维护周期可以根据仪器设备使用情况进行适当调整。

压差法气体渗透仪维护保养操作规程

一、目的

为进一步强化实验仪器设备维护保养管理工作，特此制定压差法气体渗透仪维护保养操作规程，旨在保障仪器设备持续正常、平稳运行状态，提高效能。

二、应用范围

本规程适用于压差法气体渗透仪的维护保养工作。

三、维护内容及流程

1. 清洁仪器：定期对仪器进行全面系统化清洁，关掉设备总电源，用干抹布擦拭机体特别是凹角部位灰尘、污渍。

2. 更换真空油：定期查看真空泵内部真空油质变化，如油质被污染或运行过程中真空泵噪音过大，及时更换相同规格、型号真空油。

3. 更换蒸馏水：定期查看温度控制装置内水质变化，及时更换蒸馏水。

4. 清洁散热片：定期对温度控制装置前侧的散热片进行清洁，避免灰尘太多影响散热。

四、常见故障处理

1. 试验过程中，通信指示灯不闪烁，检查通信电缆接连是否牢靠，是否有断线。

2. 试验曲线不规则，检查实验室环境条件稳定前提下，查看温控装置的控制温度是否发生了变化。

3. 测试腔真空度未达要求，均匀涂抹真空油脂，仔细检查抽空管路的密封性，延长抽真空的时间。

4. 高阻隔的试样数据偏大，适当延长抽真空时间，更换试样后重新试验。

五、维护周期

1. 清洁仪器　　　　　　　　　　每月一次

2. 更换真空油　　　　　　　　　每季度一次

3. 更换蒸馏水　　　　　　　　　每季度一次

4. 清洁散热片　　　　　　　　　每季度一次

六、维护内容记录

本规程制定的维护周期，使用者可根据设备所处环境及使用频率进行适当调整。操作人员按此规程内容对仪器设备做好维护保养工作，并做好维护记录，记录格式见下表。

压差法气体渗透仪维护保养操作记录表

使用部门：　　　　　　　　　设备编号：　　　　　　　　　第　页　共　页

项目 日期	清洁仪器 【每月一次】	更换真空油 【每季度一次】	更换蒸馏水 【每季度一次】	清洁散热片 【每季度一次】	备注及其他	维保人

注：①请及时做好维护记录存入仪器设备档案妥善保管。

②维护周期可以根据仪器设备使用情况进行适当调整。

抑菌圈测量仪维护保养操作规程

一、目的

为进一步强化实验仪器设备维护保养管理工作，特此制定抑菌圈测量仪维护保养操作规程，旨在保障仪器设备持续正常、平稳运行状态，提高效能。

二、应用范围

本规程适用于抑菌圈测量仪的维护保养工作。

三、维护内容及流程

1. 机体清洁：定期对仪器进行全面系统化清洁，关掉设备总电源。用干抹布擦拭机体特别是凹角部位的灰尘，污渍。

2. 检查转动是否异响：定期查看转动手柄与螺纹是否匹配，定期上油。

四、常见故障处理

1. 如出现无光源现象，检查光源、开关及插头是否正常。

2. 如遇手柄旋转不灵敏，通常是缺油或损坏，需要更换。

3. 使用过程中发现精确度和准确度异常，需要重新校正。

五、维护周期

1. 机体清洁　　　　　　　　　　每月一次

2. 检查转动是否异响　　　　　　每季度一次

六、维护内容记录

本规程制定的维护周期，使用者可根据设备所处环境及使用频率进行适当调整。操作人员按此规程内容对仪器设备做好维护保养工作，并做好维护记录，记录格式见下表。

抑菌圈测量仪维护保养操作记录表

使用部门： 设备编号： 第 页 共 页

日期 \\ 项目	清洁仪器【每月一次】	检查转动是否异响【每季度一次】	备注及其他	维保人

注：①请及时做好维护记录存入仪器设备档案妥善保管。

②维护周期可以根据仪器设备使用情况进行适当调整。

匀浆机维护保养操作规程

一、目的

为进一步强化实验仪器设备维护保养管理工作，特此制定匀浆机维护保养操作规程，旨在保障仪器设备持续正常、平稳运行状态，提高效能。

二、应用范围

本规程适用于匀浆机的维护保养工作。

三、维护内容及流程

1. 清洁仪器：定期对仪器进行全面系统化清洁。关掉设备总电源，用干抹布擦拭机体特别是凹角部位的灰尘，污渍。

2. 检查刀头：定期查看刀头限位，依据是刀头中心正好置于样本中心为宜。

3. 检查密封圈：定期检查刀架与杯子连接处密封圈是否完好。

四、常见故障处理

1. 如出现异响现象，检查刀头是否拧紧，如果有松动请重新拧紧或加固。

2. 如遇分散效果不好，检查刀头是否在样品中心位置，或可适当调低或高转速、或更换更适合样本的刀头，也可检查是否设置了安全转速功能。

3. 如遇刀架与杯子连接处密封不好，请及时更换密封圈。

五、维护周期

1. 清洁仪器　　　　　　　　　　每月一次

2. 检查刀头　　　　　　　　　　每月一次

3. 检查密封圈　　　　　　　　　每月一次

六、维护内容记录

本规程制定的维护周期，使用者可根据设备所处环境及使用频率进行适当调整。操作人员按此规程内容对仪器设备做好维护保养工作，并做好维护记录，记录格式见下表。

匀浆机维护保养操作记录表

使用部门：　　　　　　　　　设备编号：　　　　　　第　　页　共　　页

项目 日期	清洁仪器 【每月一次】	检查刀头 【每月一次】	检查密封圈 【每月一次】	备注及其他	维保人

注：①请及时做好维护记录存入仪器设备档案妥善保管。

②维护周期可以根据仪器设备使用情况进行适当调整。

元素分析仪维护保养操作规程

一、目的

为进一步强化实验仪器设备维护保养管理工作，特此制定元素分析仪维护保养操作规程，旨在保障仪器设备持续正常、平稳运行状态，提高效能。

二、应用范围

本规程适用于元素分析仪的维护保养工作。

三、维护内容及流程

1. 清洁仪器：定期对仪器进行全面系统化清洁。关掉设备总电源，用干抹布擦拭机体特别是凹角部位的灰尘，污渍。

2. 衬管清灰：取出反应管内侧衬管，用镊子辅助倒掉衬管底部积灰，然后在衬管底部塞入一定厚度的石英棉，最后将衬管重新装入反应管并连接进样器与反应管。

3. 更换吸附阱填料：旋拧吸附阱两端红色螺帽至吸附阱从设备上取下，倒掉里面的填料并按原来填装方法更新，若倒不彻底可用清水冲洗并吹干，然后接回红色螺帽并将吸附阱装回卡扣。

4. 更换反应管填料：取出填料耗尽的反应管，对比旧管填装方式重新填装新的反应管。

四、常见故障处理

1. 如出现漏气现象，可重点检查反应管上下两端与仪器连接处是否清理干净，密封圈是否老化变硬，进样器活塞是否粘有灰尘，吸附阱是否连接良好。

2. 如遇空白测试峰过大现象，可能是氧气纯度不够或气路被污染，可更换高纯度氧气气源或吹扫氧气管线。

3. 如遇样品测试过程中峰形拖尾或者分不开，可能是反应管填料耗尽造成，可更换反应管填料。

五、维护周期

1. 清洁仪器   每月一次

2. 衬管清灰   每月一次

3. 更换吸附阱填料   每季度一次

4. 更换反应管填料   每季度一次

六、维护内容记录

本规程制定的维护周期，使用者可根据设备所处环境及使用频率进行适当调整。操作人员按此规程内容对仪器设备做好维护保养工作，并做好维护记录，记录格式见下表。

元素分析仪维护保养操作记录表

使用部门：　　　　　　　　　设备编号：　　　　　　　　第　页　共　页

项目 / 日期	清洁仪器 【每月一次】	衬管清灰 【每月一次】	更换吸附阱填料 【每季度一次】	更换反应管填料 【每季度一次】	备注及其他	维保人

注：①请及时做好维护记录存入仪器设备档案妥善保管。

②维护周期可以根据仪器设备使用情况进行适当调整。

蒸馏水器维护保养操作规程

一、目的

为进一步强化实验仪器设备维护保养管理工作，特此制定蒸馏水器维护保养操作规程，旨在保障仪器设备持续正常、平稳运行状态，提高效能。

二、应用范围

本规程适用于蒸馏水器的维护保养工作。

三、维护内容及流程

1. 清洁仪器：定期对仪器进行全面系统化清洁，关掉设备总电源，用干抹布擦拭机体特别是凹角部位的灰尘，污渍。

2. 清洁蒸发锅内壁：定期清除蒸发锅内壁水垢，避免影响冷凝效果。

3. 清洁冷凝器：用毛刷先进行洗刷，根据污垢情况使用弱酸或弱碱液进行清洗。在进行洗刷时勿用力，防止损坏零部件。

4. 检查电气元件：确认线路、控制开关、电源指示灯等正常。

5. 检查电热管：更换时接头处热圈必须垫完好，各线头连接处将螺帽旋紧，以免通电后产生火花，烧坏电热管头部。

四、常见故障处理

1. 保险丝烧断是蒸馏水器常见故障，用万用表电阻挡测量各电热管电热丝是否接地。

2. 合上电源开关有异响或火花，说明电源线路有短路或接触不良，致使电流过大，检查仪器所处环境湿度，同时检查电热管和蒸发锅之间是否有漏水现象。

3. 蒸馏水量减少，在初步排除电热管水垢增加情况，判断是否有电热丝烧断引起的功率降低，导致出水量减少。

五、维护周期

1. 清洁仪器　　　　　　　　　每月一次

2. 清洁蒸发锅内壁　　　　　　每季度一次

3. 清洁冷凝器　　　　　　　　每季度一次

4. 检查电气元件　　　　　　　每月一次

5. 检查电热管　　　　　　　　半年一次

六、维护内容记录

本规程制定的维护周期，使用者可根据设备所处环境及使用频率进行适当调整。操作人员按此规程内容对仪器设备做好维护保养工作，并做好维护记录，记录格式见下表。

蒸馏水器维护保养操作记录表

使用部门：　　　　　　　　　设备编号：　　　　　　　　第　页　共　页

项目 日期	清洁仪器【每月一次】	清洁蒸发锅内壁【每季度一次】	清洁冷凝器【每季度一次】	检查电气元件【每月一次】	检查电热管【半年一次】	备注及其他	维保人

注：①请及时做好维护记录存入仪器设备档案妥善保管。

　　②维护周期可以根据仪器设备使用情况进行适当调整。

真菌毒素浓缩器维护保养操作规程

一、目的

为进一步强化实验仪器设备维护保养管理工作，特此制定真菌毒素浓缩器维护保养操作规程，旨在保障仪器设备持续正常、平稳运行状态，提高效能。

二、应用范围

本规程适用于真菌毒素浓缩器的维护保养工作。

三、维护内容及流程

1. 清洁仪器：定期对仪器进行全面系统化清洁，关掉设备总电源，用干抹布擦拭机体特别是凹角部位的灰尘，污渍。

2. 检查长管：定期检查长管是否漏气，将长管一端与真空泵连接，另一端用胶塞堵住开启泵。

3. 清洁不锈钢针头：不锈钢针头要用甲醇或乙腈反复冲洗。

4. 检查真空泵：检查真空泵是否能够在正常工作状态下抽真空。

四、常见故障处理

1. 无法抽真空时，检查长管是否漏气、胶塞是否盖紧或真空泵能否正常工作。

2. 浓缩耗时过长，检查加热板是否正常加热，加热器有无损坏。

3. 不锈钢针头堵塞，用有机溶剂反复洗涤或加压排除堵塞物。

五、维护周期

1. 清洁仪器	每月一次
2. 检查长管	每季度一次
3. 清洁不锈钢针头	每季度一次
4. 检查真空泵	每季度一次

六、维护内容记录

本规程制定的维护周期，使用者可根据设备所处环境及使用频率进行适当调整。操作人员按此规程内容对仪器设备做好维护保养工作，并做好维护记录，记录格式见下表。

真菌毒素浓缩器维护保养操作记录表

使用部门：　　　　　　　　设备编号：　　　　　　　　第　页　共　页

项目 日期	清洁仪器 【每月一次】	检查长管 【每季度一次】	清洁不锈钢针头 【每季度一次】	检查真空泵 【每季度一次】	备注及其他	维保人

注：①请及时做好维护记录存入仪器设备档案妥善保管。

②维护周期可以根据仪器设备使用情况进行适当调整。

真空包装机维护保养操作规程

一、工作原理

为进一步强化实验仪器设备维护保养管理工作，特此制定真空包装机维护保养操作规程，旨在保障仪器设备持续正常、平稳运行状态，提高效能。

二、应用范围

本规程适用于真空包装机的维护保养工作。

三、维护内容及流程

1. 清洁仪器：定期对仪器进行全面系统化清洁。关掉设备总电源，用干抹布擦拭仪器特别是凹角部位的灰尘，污渍。

2. 检查真空泵：正常真空泵油位应控制在油窗 1/2 ~ 3/4 处，当真空泵中有水分或油颜色变黑及时换新油。

3. 检查减压、过滤、油雾三联件：确保油雾、油杯内有油，过滤杯内无水。

4. 清洗杂质过滤器：杂质过滤器应定期拆洗，如有包装碎片状物体应缩短清洗时间。

5. 清洁加热条、硅胶条：加热条、硅胶条保持洁净，不得粘有异物以免影响封口质量。

四、常见故障处理

1. 设备运转过程中噪音过大，首先检查电磁阀是否漏气，其次清洗或更换排气过滤器，以上均无问题时判断真空泵联轴器磨损或破裂需做更换处理。

2. 加热不均匀时，初步判断不加热一边包装袋压条与加热装置短路，应调整铜焊片位置或休整包装袋压条。

3. 封口不平、不紧或不封口，首先检查加热时间与加热温度是否调好、加热布是否有附着物。如以上问题都不存在，判断是气囊破损或加压气管破损，需请专业维修人员进行处理。

4. 真空泵油烟大，检查抽气过滤器有无堵塞、污染或进水，清洗或更换排气过滤器。

五、维护周期

1. 清洁仪器　　　　　　　　　　每月一次
2. 检查真空泵　　　　　　　　　每季度一次
3. 检查减压、过滤、油雾三联件　每季度一次
4. 清洗杂质过滤器　　　　　　　每季度一次
5. 清洁加热条、硅胶条　　　　　每年一次

六、维护内容记录

本规程制定的维护周期，使用者可根据设备所处环境及使用频率进行适当调整。工作人员按此规程内容对仪器设备做好维护保养工作，并做好维护记录，记录格式见附表。

真空包装机维护保养操作记录表

使用部门：　　　　　　　　设备编号：　　　　　　　第　页 共　页

项目 日期	清洁仪器 【每月一次】	检查真空泵 【每季度一次】	检查减压、过滤、油雾三联件 【每季度一次】	清洁杂质 过滤器 【每季度一次】	清洁加热条、 硅胶条 【每年一次】	备注及 其他	维保 人

注：①请及时做好维护记录存入仪器设备档案妥善保管。

②维护周期可以根据仪器设备使用情况进行适当调整。

振荡器维护保养操作规程

一、目的

为进一步强化实验仪器设备维护保养管理工作，特此制定振荡器维护保养操作规程，旨在保障仪器设备持续正常、平稳运行状态，提高效能。

二、应用范围

本规程适用于振荡器维护保养工作。

三、维护内容及流程

1. 清洁仪器：定期对机体表面进行清洁，清除机体表面灰尘，保持机体整洁。

2. 检查电机和控制元件：检查是否有水滴、污物落入电机和控制元件上，有则清除。

3. 更换水箱存水：定期检查水箱内部存水，如长期未使用或水质较差时及时换新。

4. 检查保险丝、控制元件及紧固螺钉：防止工作振动导致脱落。

5. 添加润滑脂：轴承在出厂前已填充好润滑脂，设备连续工作期间会快速消耗，要保证润滑脂约占轴承空间的 1/3。

四、常见故障处理

1. 正常操作不加热，温控仪完好情况下检查是否加热管损坏，若加热管良好，调节温度超过常温处于加热状态，观察加热指示是否亮，若亮则温控仪上继电器损坏，更换即可。

2. 温度不均匀，循环风机不工作，首先查看是否有异物卡住风叶，如无异物说明风机损坏需更换，如电机有声响风叶却不转，说明固定风叶的螺丝有松动。

3. 振荡器不工作时，首先调节速度旋钮至最高，用万用表直流挡检查电机是否有电压输入，电压过高应考虑电机问题或是否皮带损坏。

4. 如果是带有速度显示的振荡器无速度显示，检查是否速度传感器脱落或传感器位置偏移，如是调整即可。若显示屏不亮，一般为显示电路中电源输入短线或设置了静态培养。

五、维护周期

1. 清洁仪器   每月一次

2. 检查电机和控制元件   每月一次

3. 更换水箱存水   每月一次

4. 检查保险丝、控制元件及紧固螺钉   每季度一次

5. 添加润滑脂   半年一次

六、维护内容记录

本规程制定的维护周期，使用者可根据设备所处环境及使用频率进行适当调整。操作人员按此规程内容对仪器设备做好维护保养工作，并做好维护记录，记录格式见下表。

振荡器维护保养操作记录表

使用部门：   设备编号：   第   页 共   页

项目 日期	清洁仪器 【每月一次】	检查电机和 控制元件 【每月一次】	更换水箱 存水 【每月一次】	检查保险丝、控制 元件及紧固螺钉 【每季度一次】	添加润滑脂 【半年一次】	备注及 其他	维保人

注：①请及时做好维护记录存入仪器设备档案妥善保管。

②维护周期可以根据仪器设备使用情况进行适当调整。

附录

一、食品检验仪器设备计量分类

分类		序号	仪器设备名称	计量分类（A\ B\ C）
一	色谱仪器	1	气相色谱仪	A
		2	液相色谱仪	A
		3	离子色谱仪	A
		4	氨基酸分析仪	A
		5	薄层色谱仪	B
		6	制备色谱仪	C
		7	毛细管电泳色谱仪	B
二	质谱仪器	8	气相色谱质谱仪	A
		9	气相色谱串联质谱仪	A
		10	液相色谱串联质谱仪	A
		11	电感耦合等离子体质谱仪	A
		12	电感耦合等离子体串联质谱仪	A
		13	稳定性同位素质谱仪	A
		14	气相色谱－高分辨率质谱仪	A
		15	液相色谱－高分辨率质谱仪	A
		16	生物质谱仪	A
三	光谱仪器	17	原子吸收光谱仪	A
		18	原子荧光光谱仪	A
		19	分子荧光光谱仪	A
		20	测汞仪	A
		21	电感耦合等离子体发射光谱仪	A
		22	液相色谱－原子荧光光谱仪	A
		23	紫外分光光度计	A
		24	拉曼光谱仪	B
		25	红外光谱仪	A
		26	近红外光谱仪	A

分类		序号	仪器设备名称	计量分类（A\B\C）
四	其他理化仪器	27	定氮仪	C
		28	电导率仪	A
		29	酸度计	A
		30	电位滴定仪	A
		31	旋光仪	A
		32	自动纤维素分析仪	C
		33	自动脂肪测定仪	C
		34	卡尔费休水分测定仪	A
		35	散射式浑浊度仪	A
		36	有机碳测定仪	B
		37	αβ 计数器	A
		38	γ 能谱测量仪	A
		39	测氡仪	A
		40	辐照食品热释光检测 X 光辐照器	B
		41	热释光仪	B
		42	扫描电镜	B
		43	核磁共振波谱仪	B
五	微生物仪器	44	超净工作台	B
		45	生物安全柜	B
		46	高压灭菌器	A
		47	恒温恒湿培养箱	A
		48	霉菌培养箱	A
		49	厌氧工作站	C
		50	二氧化碳培养箱	B
		51	三气细胞培养箱	B
		52	摇床	B
		53	超低温冰箱	B
		54	多点接种仪	C
		55	红外接种环灭菌器	C
		56	全自动微生物平板螺旋加样系统	C
		57	自动化革兰氏染色系统	C
		58	全自动平板划线系统	C

续表

分类		序号	仪器设备名称	计量分类（A \ B \ C）
五	微生物仪器	59	培养基自动制备分装仪	C
		60	倒置显微镜	B
		61	显微镜	B
		62	抑菌圈测量仪	B
		63	重量稀释仪	A
		64	电热干燥箱	B
		65	电子天平	A
		66	均质器	C
		67	冷冻真空干燥机	B
		68	全自动微生物生化鉴定系统	B
		69	全自动酶联荧光免疫分析仪	A
		70	全自动病原微生物检测系统	B
		71	全自动样本储存管理系统	C
		72	新型微生物鉴定/指纹图谱分析系统	C
六	分子生物仪器	73	酶联免疫分析仪	A
		74	酶标板洗板机	C
		75	超声波细胞破碎仪	C
		76	组织匀浆器	C
		77	全自动核酸提取系统	C
		78	实时荧光定量 PCR 检测系统	A
		79	梯度 PCR 仪	B
		80	定性 PCR 仪	B
		81	凝胶成像仪	B
		82	核酸蛋白分析仪	A
		83	通用电泳仪	B
		84	水平电泳槽	C
		85	垂直电泳槽	C
		86	脉冲场电泳系统	C
		87	真空转印仪	C
		88	全凝胶洗脱仪	C
		89	微量过滤装置	C
		90	电穿孔仪	C

分类		序号	仪器设备名称	计量分类（A\ B\ C）
六	分子生物仪器	91	遗传分析系统	C
		92	全自动基因测序仪	C
		93	紫外分析仪	B
		94	基因芯片点样仪	C
		95	基因探针检测系统	C
		96	基因芯片分析系统	C
		97	紫外交联仪	B
		98	分子杂交炉	B
		99	杂交印迹系统（成套设备）	C
		100	荧光显微镜	B
		101	DNA 浓缩仪	C
		102	冷冻研磨仪	C
		103	全自动基因定量分析仪	C
七	毒理学检测仪器	104	毒理生化工作站	C
		105	毒理病理工作站	C
		106	毒理遗传工作站	C
		107	毒理染毒设备	C
		108	毒理常规动物设备	C
		109	细胞毒理设备	C
		110	SP 级动物房净化工作站	C
八	称量及前处理仪器	111	电子天平（重复）	A
		112	微波消解仪	C
		113	电热板	C
		114	加速溶剂提取系统	C
		115	凝胶净化色谱仪	B
		116	半自动或全自动固相萃取仪	C
		117	全自动在线/离线浓缩系统仪	C
		118	冷冻离心机	B
		119	离心机	C
		120	超声波提取器	C
		121	均质器	C
		122	漩涡混合器	C

续表

分类		序号	仪器设备名称	计量分类（A\B\C）
八	称量及前处理仪器	123	磁力搅拌器	C
		124	真空离心浓缩仪	C
		125	氮吹仪	C
		126	旋转蒸发仪	C
		127	恒温水浴锅	B
		128	振荡提取仪	C
		129	马弗炉	A
		130	微波灰化炉	A
		131	鼓风干燥箱	B
		132	真空干燥箱	B
		133	冷冻干燥机	C
		134	食品粉碎机	C
		135	食品搅拌机	C
		136	匀浆机	C
		137	纯水/超纯水处理系统	B
		138	冰箱	B
		139	冰柜	B
九	快检仪器	140	生物毒素快速测定仪	B
		141	抗生素残留检测仪	B
		142	甲基汞测定仪	A
		143	脂肪酸分析仪	B
		144	亚硝酸盐检测仪	B
		145	亚硫酸盐检测仪	B
		146	甲醛检测仪	B
		147	吊白块检测仪	B
		148	农药残留检测仪	B
		149	食用油品质检测仪	B
		150	水分测定仪	B
		151	酒醇速测系统	B
		152	过氧化值测量仪	B
		153	氨基酸态氮测量仪	B
		154	碘含量测量仪	B

分类		序号	仪器设备名称	计量分类（A \ B \ C）
九	快检仪器	155	甲醇测定仪	B
		156	生物芯片检测系统	B
		157	实时微生物荧光光电快速检测系统	B
		158	食品微生物采样检测箱	C
		159	食品安全便携式检测箱	C
		160	微型离心机	C
		161	车载电源转换器	C
		162	便携式采样工具箱	C
		163	二级生物样品安全转移箱	C
		164	车载冷藏箱	B

注：1. 本表为食品检验检测中心（院、所）实验室应配备的主要仪器设备。

2. 未纳入本表范围之内的仪器设备可根据实验室检验检测业务范围、科研方向以及所在区域产品分布等情况单独进行配置。

二、药品检验仪器设备计量分类

分类		序号	仪器设备名称	计量分类（A \ B \ C）
一	光谱仪器	1	紫外可见分光光度计	A
		2	红外分光光度计	A
		3	荧光分光光度计	A
		4	原子吸收分光光度计	A
		5	原子荧光光度计	A
		6	旋光计	A
		7	折光计	A
		8	全自动生化分析仪	A
		9	酶标仪	A
		10	火焰光度计	A
		11	色差计	B
		12	浊度仪	A
		13	X 射线粉末衍射仪	A
		14	测汞仪	A
		15	近红外光谱仪	A
		16	拉曼光谱仪	B
		17	电感耦合等离子体原子发射光谱仪	B
		18	核磁共振波谱仪	B
		19	生物分光光度计	A
二	色谱仪器	20	气相色谱仪	A
		21	高效液相色谱仪	A
		22	薄层扫描仪	B
		23	电泳仪	A
		24	高效毛细管电泳仪	B
		25	高分子杂质测定仪	B
		26	制备型液相色谱仪	B
		27	离子色谱仪	A

分类		序号	仪器设备名称	计量分类（A＼B＼C）
二	色谱仪器	28	凝胶色谱仪	A
		29	超临界流体色谱仪	B
		30	凝胶电泳系统	A
		31	逆流色谱仪	C
三	质谱仪器	32	液相色谱/质谱联用仪	A
		33	电感耦合等离子体质谱仪	A
		34	气相色谱/质谱联用仪	A
		35	液相色谱/原子荧光联用仪	A
四	电化学仪器	36	费休氏水分测定仪	A
		37	电位滴定仪	A
		38	电导率测定仪	A
五	理化实验仪器	39	电子分析天平	A
		40	酸度计	A
		41	多导生理仪	A
		42	热原测定仪	A
		43	抑菌圈测定仪	B
		44	不溶性微粒测定仪	A
		45	乳粒分布测量仪	A
		46	固体粒度分布测量仪	A
		47	热重分析仪	A
		48	差示量热扫描仪	A
		49	熔点仪	A
		50	细菌内毒素测定仪	B
		51	PCR 扩增仪	A
		52	渗透压测定仪	B
		53	总有机碳测定仪	A
		54	自动定氮仪	B
		55	可见异物测定仪	B
		56	脆碎度仪	B
		57	旋转黏度计	A
		58	融变时限测定仪	B
		59	全自动细菌鉴定仪	B

续表

分类		序号	仪器设备名称	计量分类（A\B\C）
五	理化实验仪器	60	微生物比浊法测定仪	A
		61	菌落成像系统	B
		62	元素分析仪	B
		63	荧光定量 PCR 仪	B
		64	雾滴（粒）分布仪	B
		65	密度计	A
六	光学仪器	66	光学显微镜	B
		67	解剖显微镜	B
		68	荧光显微镜	B
		69	照相显微镜	B
		70	倒置显微镜	B
		71	透射电镜	B
		72	扫描电子显微镜	B
		73	热释光检测仪	B
		74	抗生素光度测量仪	A
		75	白度仪	A
		76	阿贝折射仪	A
七	药包材专用仪器	77	锥入度测定仪	A
		78	穿刺力测定仪	A
		79	热急变试验仪	A
		80	内压力试验仪	A
		81	内应力试验仪	B
		82	垂直轴偏差测试仪	A
		83	瓶底、壁厚测定仪	A
		84	弧度测定仪	A
		85	自动振筛仪	B
		86	水平圆周转动振荡器	B
		87	万能材料试验机	A
		88	落镖冲击试验机	A
		89	透湿仪	B
		90	气体透过仪	B
		91	热封仪	A

分类		序号	仪器设备名称	计量分类（A \ B \ C）
七	药包材专用仪器	92	耐破度仪	B
		93	涂层柔性和黏附力测试装置	C
		94	内涂层连续性测试装置	C
		95	韧性实验装置	A
		96	氧化膜厚度测定仪	A
		97	密度天平	A
		98	线热膨胀系数测定仪	B
		99	轧盖机	C
		100	折断力仪	B
		101	扭矩仪	A
		102	平氏黏度计	A
		103	硬度计	A
		104	落球冲击试验机	A
		105	陶瓷纤维马弗炉	B
		106	针孔度仪	A
		107	密封性测试仪	A
		108	玻璃封片机	C
		109	玻管直线度仪	A
		110	包埋机	C
		111	刚性测试仪	A
		112	封口机	C
		113	分散机	C
		114	冲片机	C
		115	压片机	C
		116	差示量热扫描仪（重复）	A
		117	厚度测定仪	A
		118	红外显微镜（显微红外）	B
		119	红外 ATR 附件	B
		120	电磁感应封口机	C
		121	玻璃切割机	C
		122	玻璃粉碎机	C
		123	恒温恒湿箱	B

分类		序号	仪器设备名称	计量分类（A＼B＼C）
八	快检仪器	124	车载高效液相色谱仪	B
		125	便携式高性能拉曼光谱仪	B
		126	便携式高性能近红外光谱仪	B
		127	车载超纯水系统	B
		128	振荡器	C
		129	车载薄层色谱仪	B
		130	动态控温控湿薄层色谱仪	B
		131	多功能可见异物检测仪	B
		132	药品快速筛查试剂箱（含试剂）	C
		133	重金属快检仪	A
九	其他仪器	134	溶出度仪	B
		135	自动溶出度仪	B
		136	崩解仪	A
		137	干燥箱	B
		138	超净工作台	B
		139	精密恒温水浴	A
		140	切片机	C
		141	生化培养箱	B
		142	恒温恒湿实验柜	A
		143	超声波清洗机	C
		144	旋转蒸发仪	C
		145	离心机	C
		146	低温离心机	C
		147	低温冰箱	B
		148	马弗炉	B
		149	除湿机	C
		150	超纯水机	B
		151	蒸汽灭菌锅	C
		152	药材粉碎机	C
		153	厌氧培养箱	B
		154	生物安全柜	B
		155	小型冻干机	C

续表

分类		序号	仪器设备名称	计量分类（A \ B \ C）
九	其他仪器	156	二氧化碳培养箱	B
		157	真空干燥箱	B
		158	集菌仪	C
		159	恒温培养箱	B
		160	干热灭菌器	C
		161	浮游菌采样器	B
		162	全自动固相萃取仪	C
		163	微波消解仪	C
		164	氮吹仪	C
		165	均质器	C
		166	尘埃粒子计数器	A
		167	全自动血细胞分析仪	A
		168	隔离器	C
		169	快速溶剂萃取仪	C
		170	流式细胞仪	B
		171	信息化平台	C
		172	显微注射系统	C
		173	水迷宫	C
		174	人工气候箱	B
		175	凝胶成像分析系统	B
		176	基因分析系统	C
		177	蛋白纯化分析仪	B
		178	超临界净化装置	C
		179	氨基酸分析仪	A
		180	匀浆机	C
		181	洗板机	C
		182	脱水机	C
		183	涂片机	C
		184	水活度测定仪	B
		185	尿分析仪	B
		186	染色机	C
		187	球磨机	C

分类		序号	仪器设备名称	计量分类（A\B\C）
九	其他仪器	188	精子毒性分析仪	C
		189	恒温水浴摇床	B
		190	恒温水箱	B
		191	过氧化氢灭菌器	C
		192	光照试验箱	B
		193	赶酸器	C
		194	微生物基因指纹鉴定系统	C
		195	微生物分析系统	C
		196	生物大分子相互作用分析系统	C
		197	全自动蛋白多肽测序仪	B
		198	绝对分子量检测仪	B
		199	动态水分气体吸附仪	A
		200	动态热机械分析仪	A
		201	自主活动仪	C
		202	液体稀释仪	B
		203	细胞电阻仪	C
		204	切片扫描仪	C
		205	恒温金属浴	B
		206	过滤器	C
		207	光敏仪	B
		208	超声波细胞破碎仪	C
		209	全自动血凝分析仪	B
		210	血小板聚集仪	B
		211	全自动核酸提取仪	C
		212	全自动化学发光分析仪	B
		213	组织烘片机	C
		214	组织摊片机	C
		215	凝固点测定仪	B
		216	冷冻切片机	C
		217	包埋盒打码器	C
		218	风量罩	A
		219	抗性测定仪	B

分类		序号	仪器设备名称	计量分类（A\B\C）
九	其他仪器	220	辐射残留测定仪	B
		221	全自动洗瓶器	C
		222	细菌内毒素快检仪	B
		223	溶媒制备系统	B

注：1. 本表为药品检验检测中心（院、所）实验室应配备的主要仪器设备；

2. 未纳入本表范围之内的仪器设备可根据实验室检验检测业务范围、科研方向以及所在区域产品分布等情况单独进行配置。

三、医疗器械检验仪器设备计量分类

分类		序号	仪器设备名称	计量分类（A \ B \ C）
一	生物学评价实验室	1	DNA 序列分析仪	C
		2	氨基酸分析仪	A
		3	包埋机	C
		4	冰箱	B
		5	超低温冰箱	B
		6	超声波清洗器	C
		7	纯水仪	B
		8	倒置显微镜	B
		9	低温冰箱	B
		10	电动吸引器	C
		11	电解质分析仪	A
		12	电泳仪	B
		13	电子天平	A
		14	动物手术台	C
		15	二氧化碳培养箱	B
		16	高压灭菌器	A
		17	鼓风干燥箱	B
		18	恒温水浴箱	B
		19	恒温水浴摇床	B
		20	混合器	C
		21	基因扩增仪	B
		22	搅拌器	C
		23	菌落计数仪	C
		24	烤片机	C
		25	离心机	B
		26	离心机（低温高速）	B
		27	酶标仪	A

分类	序号	仪器设备名称	计量分类（A \ B \ C）
一 生物学评价实验室	28	尿分析仪	B
	29	培养箱	B
	30	切片机	C
	31	染色机	C
	32	生化分析仪	B
	33	生物安全柜	B
	34	手术无影灯	C
	35	水浴箱	B
	36	摊片机	C
	37	脱水机	C
	38	细胞计数仪	B
	39	显微镜（解剖镜）	B
	40	血糖仪	B
	41	血小板分析仪	B
	42	血小板聚集分析系统	B
	43	血液分析仪	A
	44	摇床	C
	45	摇床（空气浴）	B
	46	液氮冷却系统	B
	47	移液器	A
	48	荧光显微镜	B
	49	振荡器	C
	50	紫外可见分光光度计	A
	51	自动封片机	C
	52	粒度分析仪	A
	53	控温多用高速组织捣碎机	B
	54	细胞组织破碎仪	C
	55	均浆机	C
	56	热重分析仪	A
	57	差热/热重分析仪	A
	58	气相色谱仪	A
	59	液相色谱仪	A

续表

分类		序号	仪器设备名称	计量分类（A\B\C）
一	生物学评价实验室	60	黏度计	A
		61	红外分光光度计	A
		62	X射线衍射仪	B
二	电气安全检验实验室	1	变压器变频变压测试仪	B
		2	冲击试验机	A
		3	除颤效应检测仪	A
		4	粗鲁搬运试验工装	C
		5	存储示波器	A
		6	电参数测量仪	A
		7	电参数测量仪（重复）	B
		8	电容测量仪	A
		9	电源线防护套弯曲试验装置	B
		10	电源线拉力扭转试验装置	B
		11	辐射计	A
		12	辐射剂量率仪	A
		13	富氧环境装置	B
		14	刚度测试装置	B
		15	高低温试验箱	A
		16	高压探头	A
		17	红外黑体炉	A
		18	火花点燃试验工装	C
		19	接地电阻测试仪	A
		20	精密度声级计	A
		21	绝缘电阻测试仪	A
		22	漏电起痕测试仪	B
		23	脉冲发生器	A
		24	耐压测试仪	A
		25	扭矩仪	B
		26	爬电距离量规	A
		27	钳形电流表	A
		28	球压试验装置	B
		29	人体重量的静力试验工装	C

分类		序号	仪器设备名称	计量分类（A\B\C）
二	电气安全检验实验室	30	设备稳定实验装置	B
		31	剩余电压测量仪	A
		32	水平-垂直燃烧试验机	C
		33	水压试验机	A
		34	推拉力计	A
		35	推力测试工装	C
		36	微波漏能测试仪	A
		37	维卡软化测试仪	B
		38	温度测试角	C
		39	泄漏电流测量仪	B
		40	压力控制器件寿命测试工装	B
		41	医用漏电流测试仪	A
		42	医用设备提手加载装置	A
		43	在线绕组温升测试系统	A
		44	蒸汽灭菌器	A
三	环境试验检验实验室	1	高低温试验箱（10m³）	A
		2	人工气候箱	B
		3	冲击碰撞试验台	A
		4	冲击碰撞试验台（250kg）	A
		5	振动试验台（1000kg）	A
		6	运输颠簸试验台	A
四	手术医疗器械检验实验室	1	XRD-XRF联用仪	A
		2	X射线光谱测厚仪	B
		3	X射线机	A
		4	避孕套爆破容量仪	B
		5	避孕套环切刀具	C
		6	避孕套长度测定专用工具	A
		7	避孕套针孔检测仪（电检）	A
		8	避孕套针孔漏水试验仪	A
		9	表面粗糙度检测仪（轮廓法）	A
		10	材料试验机	A
		11	超净工作台	B

分类		序号	仪器设备名称	计量分类（A＼B＼C）
四	手术医疗器械检验实验室	12	超声仪	A
		13	尘埃粒子测定仪	A
		14	澄明度测定仪	B
		15	纯水仪	C
		16	磁性法镀层厚度仪	A
		17	刺穿力仪	A
		18	电导率仪	A
		19	电感耦合等离子体发射光谱仪	A
		20	电感耦合等离子体质谱仪	A
		21	电子拉力仪	A
		22	电子天平	A
		23	负压抽吸装置	C
		24	负压密合仪	A
		25	干燥箱	B
		26	刚性测试仪	B
		27	高压灭菌锅	A
		28	恒温恒湿箱	B
		29	红外碳硫分析仪	A
		30	激光波长仪	A
		31	激光功率能量计	A
		32	激光性能检测仪	A
		33	金相分析仪	A
		34	拉力试验机	A
		35	离心机	B
		36	连接牢固度实验仪	A
		37	鲁尔圆锥接头综合性能测定仪	A
		38	麻醉针流量测定装置	B
		39	马弗炉	A
		40	密封性测试仪	B
		41	耐压（渗透）仪	A
		42	扭力计	A
		43	培养箱	B

续表

分类		序号	仪器设备名称	计量分类（A＼B＼C）
四	手术医疗器械检验实验室	44	气相色谱仪	A
		45	韧性试验仪	A
		46	熔接牢固度试验仪	B
		47	扫描电子显微镜	B
		48	生物安全柜	B
		49	声场固定装置	C
		50	声级计	A
		51	输液针针尖锋利度仪	A
		52	数显自控温急变仪	B
		53	数字测振仪	A
		54	水法真空箱	A
		55	水压试验机	A
		56	水浴箱	B
		57	酸度计	A
		58	通风柜	C
		59	微波消解仪	C
		60	微粒分析仪	A
		61	涡流法镀层厚度仪	B
		62	无针注射器性能检测仪	B
		63	显微镜	B
		64	线热膨胀仪	B
		65	旋转蒸发仪	B
		66	压力表	A
		67	氧氮氢分析仪	A
		68	液相色谱仪	A
		69	应力仪	B
		70	硬度计	A
		71	硬度计（布氏）	A
		72	原子发射光谱仪	A
		73	原子吸收分光光度计	A
		74	圆跳动仪	B
		75	针管连接牢固度测定仪	A

分类		序号	仪器设备名称	计量分类（A\B\C）
四	手术医疗器械检验实验室	76	针管韧性测试仪	A
		77	真空度表	A
		78	制样打磨设备	C
		79	质量流量计	A
		80	注射器抽吸试验装置	B
		81	注射器滑动性能检测仪	C
		82	注射器密合性检测仪（负压）	A
		83	注射器密合性检测仪（正压）	A
		84	注射针针尖锋利度测试仪	A
		85	紫外可见分光光度计	A
五	医用材料检验实验室	1	圆锥接头性能测试仪	A
		2	pH 计	A
		3	TOC 分析仪	A
		4	氨基酸分析仪	A
		5	白度仪	A
		6	比旋光度仪	A
		7	避孕套用测试样本切割工装	C
		8	表面张力仪	A
		9	冰点渗透压计	A
		10	冰箱	B
		11	材料试验机	A
		12	超纯水机	C
		13	超净工作台	B
		14	超声波清洗器	C
		15	尘埃粒子计数器	A
		16	澄明度测定仪	B
		17	持粘性、剥离力测试工装	C
		18	垂直法燃烧性能测试仪	B
		19	蛋白电泳仪	B
		20	导管滑动性能试验装置	C
		21	导管连接强度试验装置	B
		22	导管泄露测试装置	B

分类		序号	仪器设备名称	计量分类（A\B\C）
五	医用材料检验实验室	23	导尿管球囊可靠性测试装置	B
		24	低阻力注射器滑动性能测试仪	B
		25	电导率仪	A
		26	电动振筛机	C
		27	电感耦合等离子体光谱仪	A
		28	电感耦合等离子体质谱仪	A
		29	电热恒温干燥箱	B
		30	电位滴定仪	A
		31	电子天平	A
		32	顶破强度试验装置	B
		33	翻滚烘干机	B
		34	防护服抗皮下穿刺针穿刺性能测试仪	A
		35	防护服透湿性能测试工装	A
		36	缝合针切割力测试仪	A
		37	缝合针韧性和弹性测试仪	A
		38	缝合针针尖强度测试仪	A
		39	缝合针针尖刺穿力测试仪	A
		40	干态落絮试验仪	C
		41	干燥器	C
		42	高压灭菌器	A
		43	恒温水浴	B
		44	红外分光光度计	A
		45	环境试验箱	A
		46	集菌仪	C
		47	接头锁接可靠性试验装置－手持式	B
		48	接头锁接可靠性试验装置－台式	B
		49	静电消除性能测试仪	B
		50	静压流量测试工装	C
		51	口罩合成血穿透性试验装置	A
		52	口罩密合性测试设备	A
		53	口罩总泄漏率检测装置	C
		54	老化试验箱	B

续表

分类		序号	仪器设备名称	计量分类（A\B\C）
五	医用材料检验实验室	55	冷藏箱	B
		56	离心机	B
		57	离心机（低温高速）	B
		58	离子色谱仪	A
		59	理化培养箱	B
		60	连接牢固度测试仪	B
		61	马弗炉	A
		62	酶标仪	A
		63	密封性测试仪	B
		64	摩擦带电电荷量测试仪	A
		65	耐磨起球测试仪	B
		66	凝胶色谱仪	B
		67	扭曲测试仪	B
		68	培养箱	B
		69	气动切割机	C
		70	气相色谱仪	A
		71	气相色谱质谱联用仪	A
		72	全自动定氮仪	B
		73	全自动静压透水性能测试仪	B
		74	全自动缩水率试验机	C
		75	全自动透气性能测试仪	B
		76	软塑料容器外加压密封性测试仪	A
		77	三用紫外灯	A
		78	生物安全柜	B
		79	手术刀片弹性试验机	C
		80	手术刀片锋利度测试仪	A
		81	手套透水测试仪	B
		82	输血（液）器具工装	B
		83	输液器泄漏负压测试仪	A
		84	输液器泄漏正压测试仪	A
		85	数字式厚度测量仪	A
		86	双重纯水蒸馏器	C

续表

分类		序号	仪器设备名称	计量分类（A\B\C）
五	医用材料检验实验室	87	水分测定仪	A
		88	水式真空箱	A
		89	水蒸气透过工装	B
		90	撕裂强度仪	B
		91	塑料容器内加压密封性测试仪	B
		92	天平	A
		93	通风柜	C
		94	透水性能测试装置	B
		95	微波消解仪	C
		96	微孔板多功能检测仪	B
		97	微粒分析仪	A
		98	微量振荡器	C
		99	涡旋搅拌器	C
		100	乌氏黏度计	A
		101	线径测量仪主机	B
		102	橡胶手套用哑铃型测试样本切割工装	B
		103	旋转式黏度计	A
		104	旋转蒸发仪	B
		105	压缩力测量装置	A
		106	液体流失试验装置	B
		107	液体密度仪	A
		108	液相色谱仪	A
		109	液相色谱质谱联用仪	A
		110	一次性使用无菌阴道扩张器扰度和强度测试仪	B
		111	医疗器械负压测试仪	A
		112	医用缝合器械工装	B
		113	医用口罩阻燃性能测试仪	B
		114	医用外科口罩阻力测试仪	B
		115	医用橡胶制品爆破容量仪	B
		116	医用注射针管（针）刚性测试	A
		117	医用注射针管（针）韧性测试仪	A

分类		序号	仪器设备名称	计量分类（A\B\C）
五	医用材料检验实验室	118	医用注射针针尖穿刺力测试仪	A
		119	引流容器注水装置	A
		120	硬度计（布氏）	A
		121	硬度计（洛氏）	A
		122	硬度计（邵氏）	A
		123	硬度计（维氏）	A
		124	原子吸收分光光度计	A
		125	原子荧光分光光度计	A
		126	折射率计	A
		127	针管弯曲韧性测试仪	A
		128	真空干燥箱	B
		129	质量流量计	A
		130	注射穿刺器械工装	A
		131	注射器滑动性能测试仪	B
		132	注射器密合性检测仪（负压）	A
		133	注射器密合性检测仪（正压）	A
		134	浊度计	A
		135	紫外分光光度计	A
		136	自动过滤材料测试系统	B
		137	自动胀破强度试验系统	B
六	电子医疗器械检验实验室	1	X射线多功能检测仪	A
		2	靶标切换系统	C
		3	饱和气体	C
		4	标准红外恒温黑体源	A
		5	差分放大器	B
		6	除颤/起搏器分析仪	A
		7	除颤能量测试仪	B
		8	除颤效应检测仪	A
		9	磁感应强度计	A
		10	电缆噪音测量工装	B
		11	电外科过载试验电路	C
		12	电源电压瞬态波动设备	A

分类		序号	仪器设备名称	计量分类（A\B\C）
六	电子医疗器械检验实验室	13	电阻箱	B
		14	堆栈式测温仪	A
		15	多参数模拟器	B
		16	二氧化碳分析仪	B
		17	峰值压力检测仪	A
		18	高低温试验箱	A
		19	高频电刀	A
		20	共模抑制比测试仪	B
		21	光电转换器	C
		22	光电转速表	A
		23	光度计	A
		24	光功率计	A
		25	光学平台	C
		26	红外分光光度计	A
		27	红外辐照计	A
		28	呼吸机分析仪	B
		29	蓝牙信号收发测试仪	B
		30	流量计	A
		31	脑血流量模拟仪	B
		32	脑循环模拟仪	B
		33	声学校准器	A
		34	声学校准器（重复）	A
		35	声压测试系统	A
		36	示波器	A
		37	示波器（宽带）	A
		38	手持式参考测温仪	A
		39	输出阻抗测试电路	B
		40	输入阻抗测试电路	B
		41	双脉冲信号发生器	A
		42	胎儿监护仪模拟器	B
		43	微电流测量仪	B
		44	无创心输出量监测仪	B

续表

分类		序号	仪器设备名称	计量分类（A\B\C）
六	电子医疗器械检验实验室	45	无创血压模拟器	B
		46	无创血压寿命工装	B
		47	无线通信分析仪	B
		48	无线网络测试仪	B
		49	无线信号模拟仪	B
		50	心电电极电性能测试仪	A
		51	心电图机	A
		52	心脏血流动力模拟仪	B
		53	心阻抗血流动力模拟仪	B
		54	血氧饱和度模拟仪	B
		55	有创式心输出量监测仪	B
		56	噪声频谱分析仪	B
		57	照度计	A
		58	心电监护仪检定仪	A
		59	直流低电阻测试仪	A
		60	中心静脉氧饱和度模拟软件	C
		61	助听器测试仪	A
		62	专用 WIFE 无线网络测试仪	C
		63	综合灵敏度测试仪	B
		64	阻抗血流模拟仪	B
七	中医医疗器械检验实验室	1	拔罐器测试装置	B
		2	变阻箱	B
		3	表面粗糙度仪	A
		4	尘埃粒子计数器	A
		5	磁通门计	A
		6	低温恒温槽	A
		7	电磁辐射分析仪	A
		8	电气安全分析仪	A
		9	电子天平	A
		10	分辨率板	A
		11	辐射计（光谱）	A
		12	干式炉	A

分类		序号	仪器设备名称	计量分类（A\B\C）
七	中医医疗器械检验实验室	13	高精度磁场强度检测仪	A
		14	高频电流表	A
		15	高斯计	A
		16	高压探头	A
		17	光功率计	A
		18	黑体	A
		19	红外测温仪	A
		20	积分球（小型）	A
		21	交直流单相功率计	B
		22	接地电阻测试仪	A
		23	绝缘电阻测试仪	A
		24	拉力试验机	A
		25	力学量发生装置	B
		26	亮度计	A
		27	耐压测试仪	A
		28	钳形电流表	A
		29	热成像仪	B
		30	热电偶校准仪	A
		31	色彩还原色卡	C
		32	射频功率计	A
		33	声级计	A
		34	示波器	A
		35	数字示波器	A
		36	数字万用表	A
		37	数字温度显示仪	A
		38	特斯拉计	A
		39	推拉力计	A
		40	相对畸变检测图卡	B
		41	医用漏电流测试仪	A
		42	影像仪	B
		43	硬度计	A
		44	照度计	A

续表

分类		序号	仪器设备名称	计量分类（A＼B＼C）
八	体外诊断试剂检验实验室	1	阿贝折射仪	A
		2	氨基酸分析仪	A
		3	暗室	B
		4	超低温冰箱	B
		5	超净工作台	B
		6	超声波清洗器	C
		7	纯水仪	C
		8	磁力搅拌器	C
		9	蛋白电泳仪	B
		10	电导率测定仪	A
		11	电感耦合等离子体原子发射光谱仪	A
		12	电感耦合等离子质谱仪	A
		13	电解质分析仪	A
		14	电泳仪	B
		15	定氮仪	B
		16	冻干机	C
		17	二氧化碳培养箱	B
		18	封口机	C
		19	干化学血红蛋白分析仪	A
		20	高压灭菌器	A
		21	光学显微镜	B
		22	恒温箱	A
		23	红外分光光度计	A
		24	基因扩增仪	B
		25	搅拌器	C
		26	菌种保存箱	B
		27	控温摇床	B
		28	冷藏箱	B
		29	离心机	B
		30	离子色谱仪	A
		31	流式细胞仪	B
		32	毛细管电泳仪	B

分类		序号	仪器设备名称	计量分类（A\B\C）
八	体外诊断试剂检验实验室	33	酶标仪	A
		34	尿分析仪	B
		35	凝胶色谱仪	B
		36	气相色谱仪	A
		37	气相色谱质谱联用仪	A
		38	渗透压仪	A
		39	生化分析仪	B
		40	生化培养箱	A
		41	生物安全柜	B
		42	试管摇床	B
		43	水分测定仪	A
		44	水浴锅	C
		45	酸度计	A
		46	天平	A
		47	通风柜	C
		48	推片机	C
		49	微孔板多功能检测仪	B
		50	涡旋振荡器	C
		51	洗板机	C
		52	血凝仪	B
		53	血糖仪	C
		54	血液分析仪	A
		55	液体密度仪	A
		56	液相色谱/质谱联用仪	A
		57	液相色谱仪	A
		58	荧光定量 PCR 仪	B
		59	荧光化学发光分析仪	A
		60	荧光显微镜	B
		61	原子吸收分光光度计	A
		62	黏度计	A
		63	真空干燥箱	B
		64	振荡器	B
		65	浊度计	A
		66	紫外可见分光光度计	A

分类		序号	仪器设备名称	计量分类（A \ B \ C）
九	电磁兼容检验实验室	1	EFT 发生器及耦合网络	B
		2	纯净电源	B
		3	电刀保护试验台	C
		4	电压跌落测试仪	A
		5	工频磁场测试仪	A
		6	功率计	B
		7	功率吸收钳	B
		8	轨道	C
		9	接收机	B
		10	静电发生器	A
		11	静电发生器（台式）	B
		12	浪涌发生器及耦合网络	A
		13	三环天线	A
		14	射频功放	A
		15	天线	A
		16	天线转台控制器	C
		17	谐波闪烁测试仪	A
		18	信号源	A
		19	屏蔽室	A
十	实验动物检验实验室	1	冰柜	B
		2	电子天平	A
		3	动物呼吸机	B
		4	动物麻醉监护仪	B
		5	动物手术台	C
		6	高压灭菌器	A
		7	高压灭菌器（脉动）	A
		8	恒温水浴箱	B
		9	烘干机	B
		10	麻醉机	B
		11	热原仪	A
		12	手术无影灯	C
		13	通风柜	C
		14	洗衣机	c

分类		序号	仪器设备名称	计量分类（A \ B \ C）
十一	口腔医疗器械检验实验室	1	便携式激光诱导荧光光谱仪	A
		2	表面粗糙度检测仪（轮廓法）	A
		3	材料冲击断裂韧性试验机	B
		4	材料疲劳试验机	A
		5	材料试验机	A
		6	差热/热重分析仪	A
		7	车针钻床	C
		8	磁感应转速表	A
		9	电动水压测试工装	B
		10	电感耦合等离子体质谱仪	A
		11	电化学测量系统	A
		12	风速仪	B
		13	辐射照度计	A
		14	光密度计	A
		15	光谱仪	A
		16	恒温恒湿操作箱	B
		17	胶片光密度计	A
		18	脚踏开关疲劳装置	B
		19	洁牙机振幅测试工装	A
		20	金相显微镜	B
		21	径向跳动检验杆	A
		22	冷热循环试验机	B
		23	亮度计	A
		24	磨耗试验机	B
		25	扭力计	A
		26	气相色谱/质谱联用仪	A
		27	倾角仪	A
		28	全自动 X 光片洗片机	C
		29	热膨胀仪	B
		30	三维坐标测量仪	A
		31	扫描电子显微镜	A
		32	色彩检测仪	A

分类		序号	仪器设备名称	计量分类（A\B\C）
十一	口腔医疗器械检验实验室	33	色温计	A
		34	色稳定仪	B
		35	烧蜡炉	C
		36	生物显微镜	B
		37	声级计	A
		38	手持式数字压力表	A
		39	数字式测速仪	A
		40	数字式震动频率测试仪	A
		41	水门汀薄膜加荷仪	B
		42	水平记录仪	B
		43	水浴箱	B
		44	微焦点 X 射线探伤仪	B
		45	显色指数检测仪	A
		46	显微镜	B
		47	形变恢复器具	C
		48	压应变器具	C
		49	压应变仪	C
		50	牙科 X 射线机	A
		51	牙科冲蜡器	C
		52	牙科高频离心铸造机	C
		53	牙科技工用手机	C
		54	牙科烤瓷炉	B
		55	牙科涡轮钻机	C
		56	牙科椅头枕测试工装	B
		57	牙科治疗椅测试供水系统	C
		58	银汞合金蠕变测试仪	A
		59	硬度计（洛氏）	A
		60	硬度计（显微维氏）	A
		61	原子吸收分光光度计	A
		62	黏度计（旋转式黏度计）	A
		63	照度计	A
		64	折射率计	A

分类		序号	仪器设备名称	计量分类（A\B\C）
十一	口腔医疗器械检验实验室	65	针入度计	C
		66	真空表（数字式）	A
		67	指针式拉压力计	A
		68	质量流量计	A
		69	质量流量计（液体）	A
		70	紫外辐射测试仪	A
十二	康复辅助类医疗器械检验实验室	1	摆锤冲击测试仪	B
		2	步入温控箱	A
		3	测试用假人	C
		4	测速仪	A
		5	电池性能制动检测装置	C
		6	电动轮椅车控制器疲劳试验机	B
		7	跌落测试机	B
		8	动态测试平台	C
		9	关节角度测量仪	A
		10	耗电量测试仪	A
		11	假脚结构强度试验机	B
		12	矫形器强度试验机	A
		13	静态测试平台	C
		14	静音屏蔽室（箱）	A
		15	康复床强度试验装置	B
		16	框式助行架加载装置	C
		17	轮椅车测试道	C
		18	轮椅制动器疲劳测试仪	C
		19	模型臂	C
		20	耐疲劳性试验装置	B
		21	上肢假肢结构强度试验机	B
		22	声级计	A
		23	手动轮椅车静态强度试验装置	B
		24	下肢假肢结构强度试验机	B
		25	腋杖、肘拐加载装置	C
		26	雨淋试验机	B

续表

分类		序号	仪器设备名称	计量分类（A\B\C）
十二	康复辅助类医疗器械检验实验室	27	越沟宽度测试台	C
		28	越障测试台	C
		29	助燃性试验装置	B
		30	助听器测试仪	A
		31	综合动态疲劳试验机	A
		32	最小回转半径测试台	A
		33	座椅冲击试验机	B
十三	物理治疗医疗器械检验实验室	1	示波器	A
		2	LCR测试仪	B
		3	测力计	A
		4	臭氧浓度测试仪	A
		5	电压分压器	B
		6	多通道温度测量仪	A
		7	辐射计	A
		8	光电探头	B
		9	光功率计	A
		10	光谱分析仪	A
		11	红外二氧化碳辐照计	A
		12	角度仪	A
		13	声级计	A
		14	数字压力表	A
		15	特斯拉计	A
		16	压力测试仪	A
		17	婴儿培养箱质量检测仪	B
		18	兆欧表	A
		19	照度计	A
十四	临床检验用医疗器械检验实验室	1	超声波清洗器	C
		2	纯水仪	C
		3	磁力搅拌器	C
		4	干燥箱	B
		5	高压灭菌器	A
		6	混合器	C

分类		序号	仪器设备名称	计量分类（A\B\C）
十四	临床检验用医疗器械检验实验室	7	搅拌器	C
		8	菌种保存箱	B
		9	控温摇床	B
		10	离心机	B
		11	离心机（低温冷冻）	B
		12	生化培养箱	A
		13	生物安全柜	B
		14	天平	A
		15	涡旋振荡器	B
		16	浊度计	A
		17	紫外可见分光光度计	A
十五	急救及生命支持医疗器械检验实验室	1	pH 计	A
		2	圆锥接头性能测试仪	A
		3	胶片密度计	A
		4	玻璃转子流量计	A
		5	材料试验机	A
		6	超景深 3D 显微镜	B
		7	超净工作台	B
		8	磁力搅拌器	C
		9	电导率仪	A
		10	电感耦合等离子体质谱仪	A
		11	电位滴定仪	A
		12	动态血气监测仪	A
		13	二氧化碳分析仪	B
		14	风速仪	B
		15	辐照度计	A
		16	恒温水浴锅	B
		17	呼吸气体分析仪	A
		18	火花点燃试验装置	C
		19	接地阻抗测试仪	A
		20	精密烘箱	B
		21	拉力机	A

分类		序号	仪器设备名称	计量分类（A＼B＼C）
十五	急救及生命支持医疗器械检验实验室	22	拉伸试验仪	A
		23	老化试验箱	B
		24	累积气体流量计	A
		25	离心机	B
		26	离子色谱仪	A
		27	流量计	A
		28	露点仪	A
		29	麻醉气体分析仪	A
		30	耐压测试仪	A
		31	扭矩表	B
		32	频率计数器	A
		33	气体流量计	A
		34	气相色谱仪	A
		35	全自动生化分析仪	B
		36	人工心肺机回流装置	A
		37	声级计	A
		38	示波器	A
		39	手术台摆动量测试装置	B
		40	输液泵监测仪	A
		41	水压试验机	A
		42	天平	A
		43	推拉力计	A
		44	微粒分析仪	A
		45	稳定性试验台	B
		46	细菌内毒素测试仪	B
		47	显色指数检测仪	A
		48	血泵	B
		49	血气分析仪	B
		50	血液透析机检测仪	A
		51	血液透析装置	C
		52	压力测试仪	A
		53	压力传感器	A

分类		序号	仪器设备名称	计量分类（A \ B \ C）
十五	急救及生命支持医疗器械检验实验室	54	压力计	A
		55	研究级金相显微镜	B
		56	氧浓度测试仪	A
		57	液相色谱仪	A
		58	医用漏电流测试仪	A
		59	婴儿培养箱质量检测仪	B
		60	原子吸收分光光度计	A
		61	兆欧表	A
		62	照度计	A
		63	针焰试验装置	B
		64	中点平均温度试验装置	A
		65	紫外分光光度计	A
		66	紫外辐照度计	A
		67	自动升降温水箱	A
十六	医院用设备及器具检验实验室	1	pH 计	A
		2	TDS 测试仪	A
		3	安全阀压力测试台	B
		4	超纯水机	C
		5	冲击试验工装	C
		6	臭氧气体浓度测试仪	A
		7	臭氧水浓度测试仪	B
		8	除颤效应测试仪	A
		9	粗鲁搬运试验工装	C
		10	等离子功率测试仪	A
		11	等离子频率测试仪	A
		12	电导率仪	A
		13	多孔渗透性负载	C
		14	分光光度计	A
		15	干热灭菌抗力仪	B
		16	功率谐波失真分析仪	B
		17	恒温水浴箱	B
		18	烘箱	B

续表

分类		序号	仪器设备名称	计量分类（A \ B \ C）
十六	医院用设备及器具检验实验室	19	红外分光光度计	A
		20	环氧乙烷灭菌抗力仪	A
		21	环氧乙烷浓度测试仪	B
		22	接地阻抗测试仪	A
		23	空气采样仪	C
		24	流量计	A
		25	麻醉与呼吸附件	B
		26	灭菌器	A
		27	耐压试验仪	A
		28	内镜泄漏试验调节阀	C
		29	培养箱	A
		30	气压泵	C
		31	气压测试系统	A
		32	汽化过氧化氢灭菌抗力仪	A
		33	牵引力模型	C
		34	设备稳定实验装置	B
		35	生物安全柜	B
		36	生物指示物培养锅	B
		37	声级计	A
		38	湿度验证仪（防爆）	A
		39	水流量计	A
		40	水压测试系统	B
		41	水压耐压测试仪	A
		42	水硬度测试仪	A
		43	水浴锅	C
		44	天平	A
		45	推拉力计	A
		46	无线温度验证仪	B
		47	无线压力验证仪	B
		48	压力验证仪（防爆）	B
		49	氧化还原电位 ORP 值测试仪	C
		50	氧浓度检测仪	B

分类		序号	仪器设备名称	计量分类（A\B\C）
十六	医院用设备及器具检验实验室	51	医用漏电流测试仪	A
		52	振动仪	B
		53	蒸汽灭菌抗力仪	A
		54	蒸汽热量计	A
		55	蒸汽质量测试仪	A
		56	纸塑袋封装机	C
		57	紫外分光光度计	A
十七	介入医疗器械检验实验室	1	圆锥接头性能测试仪	A
		2	PH 计	A
		3	PIV 测试系统	B
		4	材料试验机	A
		5	差示量热扫描仪	A
		6	导丝破裂专用工装	B
		7	导丝弯曲专用工装	B
		8	电感耦合等离子体光谱仪	A
		9	电感耦合等离子体质谱仪	A
		10	电热恒温干燥箱	B
		11	电热恒温水浴锅	B
		12	电子扭转试验机	B
		13	覆膜渗漏量测试仪	B
		14	核磁共振波谱仪	B
		15	红外分光光度计	A
		16	金相分析仪	A
		17	流量计	A
		18	耐压及泄漏测试工装	A
		19	气相色谱仪	A
		20	球囊疲劳耐压测试仪	B
		21	水浴恒温震荡器	B
		22	碳硫分析仪	A
		23	天平	A
		24	微粒分析仪	A
		25	相容性测试装置	B

分类		序号	仪器设备名称	计量分类（A＼B＼C）
十七	介入医疗器械检验实验室	26	氧氮氢分析仪	A
		27	药物溶出仪	B
		28	液相色谱仪	A
		29	支架径向支撑力检测系统	B
		30	支架系统推送力仪	B
		31	紫外分光光度计	A
十八	植入医疗器械检验实验室	1	pH 计	A
		2	XRD 衍射仪	B
		3	表面粗糙度仪（0.001μm）	A
		4	表面粗糙度仪（0.01μm）	A
		5	材料试验机	A
		6	差示量热扫描仪	A
		7	冲击试验机	A
		8	大动脉支架疲劳试验机	A
		9	电导率仪	A
		10	电感耦合等离子体光谱仪	A
		11	电感耦合等离子体质谱仪	A
		12	电化学测量系统	A
		13	电极导管顺应性能测试仪	B
		14	电热恒温干燥箱	B
		15	电热恒温水浴锅	B
		16	高温箱式电阻炉	A
		17	冠脉支架疲劳试验机	A
		18	红外分光光度计	A
		19	火焰光度计	A
		20	金相分析仪	A
		21	髋关节磨损试验机	B
		22	离子溅射/蒸镀一体化镀膜仪	C
		23	离子色谱仪	A
		24	流变仪	B
		25	轮廓投影仪	B
		26	马弗炉	A

分类		序号	仪器设备名称	计量分类（A \ B \ C）
十八	植入医疗器械检验实验室	27	扭转试验机	B
		28	疲劳试验机	A
		29	频率计	A
		30	气相色谱仪	A
		31	全自动旋光仪	A
		32	热重分析仪	A
		33	任意波信号发生器	B
		34	三坐标测量仪（维）	A
		35	扫描电镜	B
		36	射频场发生系统	
		37	示波器	A
		38	双脉冲信号发生器	A
		39	水浴恒温震荡器	B
		40	碳硫分析仪	A
		41	梯度场发生系统	
		42	天平	A
		43	通风柜	C
		44	涂层磨耗仪	B
		45	外周支架疲劳试验机	A
		46	微波消解仪	C
		47	微粒分析仪	A
		48	温度冲击试验箱	A
		49	无损探伤实验装置	B
		50	膝关节磨损试验机	B
		51	心脏瓣膜脉动流试验机	A
		52	心脏瓣膜疲劳试验机	A
		53	心脏瓣膜稳态流试验机	A
		54	旋转式黏度计	A
		55	氧氮氢分析仪	A
		56	药物溶出仪	B
		57	液相色谱仪	A
		58	硬度计（布氏）	A

续表

分类		序号	仪器设备名称	计量分类（A＼B＼C）
十八	植入医疗器械检验实验室	59	硬度计（洛氏）	A
		60	硬度计（邵氏）	A
		61	硬度计（维氏）	A
		62	硬度计（显微）	A
		63	紫外分光光度计	A
十九	光学医疗器械检验实验室	1	MTF 测量仪	A
		2	波面干涉测量仪	A
		3	抽吸吸引泵	B
		4	大型积分球	B
		5	顶焦度标准器	A
		6	放大率测试仪	A
		7	分辨率测试仪	A
		8	分光辐射测量系统	A
		9	光照老化箱	B
		10	光照试验箱	B
		11	极谱法透氧仪	B
		12	焦度计	A
		13	焦距测量仪	A
		14	焦距仪	A
		15	接触镜检查仪	A
		16	库仑法透氧仪	B
		17	亮度计	A
		18	六轴位移台	C
		19	扭矩仪	B
		20	气腹机检测装置（含大型水槽）	B
		21	曲率模型眼	A
		22	示波器	A
		23	视场角测量仪	A
		24	投影仪（轴向）	A
		25	投影仪（纵向）	A
		26	万能试验机	A
		27	微机控制电子扭转试验机	B

分类		序号	仪器设备名称	计量分类（A\B\C）
十九	光学医疗器械检验实验室	28	影像测量仪	A
		29	照度计	A
		30	折射率计	A
二十	放射医疗器械检验实验室	1	X射线单色分析仪	A
		2	X射线多功能测试仪	A
		3	X射线防护室以及防护设备	A
		4	X射线辐射时间表	B
		5	X射线管测试装置	B
		6	X射线管固有滤过测试装置	B
		7	X射线管转速仪	B
		8	X射线衰减标准铝片、标准铜片、标准铅片	B
		9	X射线泄漏辐射巡测仪	A
		10	X射线荧光亮度计	A
		11	变频、变压测试仪	B
		12	大型医用诊断X射线机	A
		13	低剂量X射线测试仪	A
		14	对比灵敏度测试卡	A
		15	防散射滤线栅物理特性测试装置	B
		16	分辨率测试卡	B
		17	伽玛照相机体模	B
		18	高压电缆测试装置	A
		19	高压发生器电介质强度试验装置	A
		20	隔离调压调频变压器	C
		21	供电系统	C
		22	光野亮度/对比度测试仪	A
		23	光野照射野准确度测试卡	A
		24	毫瓦级小功率计	A
		25	红外辐照计	A
		26	灰阶试验器件	C
		27	活度计	B
		28	激光胶片扫描分析仪	B

续表

分类		序号	仪器设备名称	计量分类（A \ B \ C）
二十	放射医疗器械检验实验室	29	量子探测效率测试装置	B
		30	漏射线测试系统	A
		31	面积乘积剂量仪	A
		32	模拟定位机立体定位测试装置	A
		33	内照射剂量仪	A
		34	屏幕亮度计	A
		35	乳腺机模体	B
		36	乳腺摄影立体定位装置试验器件	C
		37	三维水箱系统	B
		38	数字成像探测或处理部分的牙科体模	C
		39	数字减影血管造影（DSA）模体	B
		40	数字式毫安秒表	A
		41	数字式千伏峰值表	A
		42	体层摄影试验装置	B
		43	图像灰度鉴别等级测试卡	C
		44	微波漏能测试仪	A
		45	狭缝式实时测焦点仪	A
		46	小型医用诊断 X 射线机	B
		47	牙科体模	B
		48	圆环测试卡	C
		49	针孔照相机	C
		50	准直试验器件	A
		51	自动洗片机	C
二十一	磁共振医疗器械检验实验室	1	磁场强度测试仪	B
		2	图像信噪比及均匀性模体	A
		3	层厚模体	B
		4	几何畸变模体	B
		5	分辨率模体	B
		6	伪影模体	B
		7	逸散磁场测试仪	A
		8	SAR 测试装置	B
		9	磁场时间变化率（dB/dt）测试装置	B
		10	声级计	A

分类		序号	仪器设备名称	计量分类（A\B\C）
二十二	超声医疗器械检验实验室	1	A 型/M 型超声诊断设备性能试验装置	B
		2	标准超声源	B
		3	测量显微镜及图像测量系统	A
		4	超低频信号发生器	A
		5	超声材料声衰减声速测试系统	B
		6	超声多普勒仿血流模块	B
		7	超声分析仪	A
		8	超声功率测量装置	A
		9	超声换能器、激励/接收单元组	A
		10	超声外科手术设备声功率测量系统	A
		11	超声有害辐射测量装置	A
		12	超声诊断设备水听器声强测量系统	A
		13	除颤器防护效应试验装置	B
		14	低能射频防护巡视仪	A
		15	多用途超声模块	A
		16	分辨率测试专用模块	B
		17	高频衰减器	A
		18	高强度聚焦超声声场参数测量系统	A
		19	毫米波频率计	A
		20	毫瓦级超声功率计	A
		21	换能器温升测量装置	A
		22	灰度模块	B
		23	活塞往复式多普勒试验装置	B
		24	机控脉冲发生接收仪	B
		25	近场测试专用模块	B
		26	量热计	A
		27	脉冲大功率计	A
		28	频谱分析仪	B
		29	三维超声模块	B
		30	射频漏能测试仪	A
		31	声场测试系统	A
		32	手控脉冲发生接收仪	B

续表

分类		序号	仪器设备名称	计量分类（A \ B \ C）
二十二	超声医疗器械检验实验室	33	数字频率计	A
		34	水听器、放大器组	B
		35	胎儿监护仪胎心率测量装置	B
		36	胎心仪综合灵敏度试验装置	B
		37	通过式功率计	B
		38	瓦级超声功率计	A
		39	微波频率计	A
		40	线靶式多普勒试验装置	B
		41	直读波长表	A
		42	阻抗分析仪	A
二十三	医用软件检验实验室	1	测试用计算机	C
		2	测试用移动终端	C
		3	操作系统正版安装光碟	C
		4	杀毒软件	C
		5	网络环境	C
		6	防火墙	C
		7	数据库	C
		8	服务器	C
		9	UPS 电源	C
		10	性能测试软件	C
		11	支撑软件	C
		12	软件测试管理软件	C
		13	交换机	/
		14	数字式净化交流稳压器	C
		15	路由器	/
		16	调制解调器	C
		17	设备机柜	C